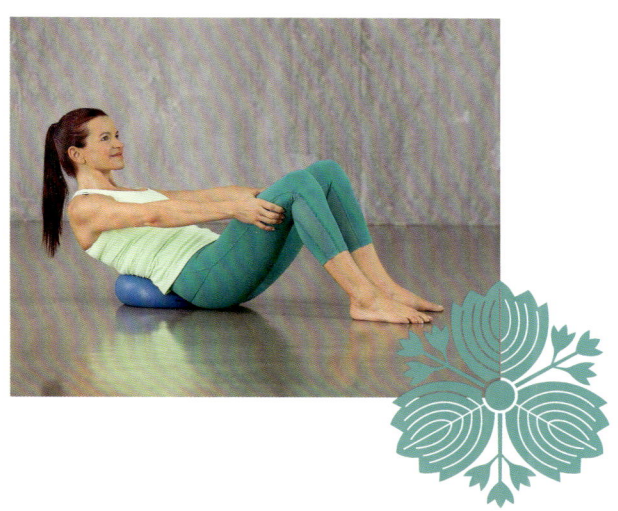

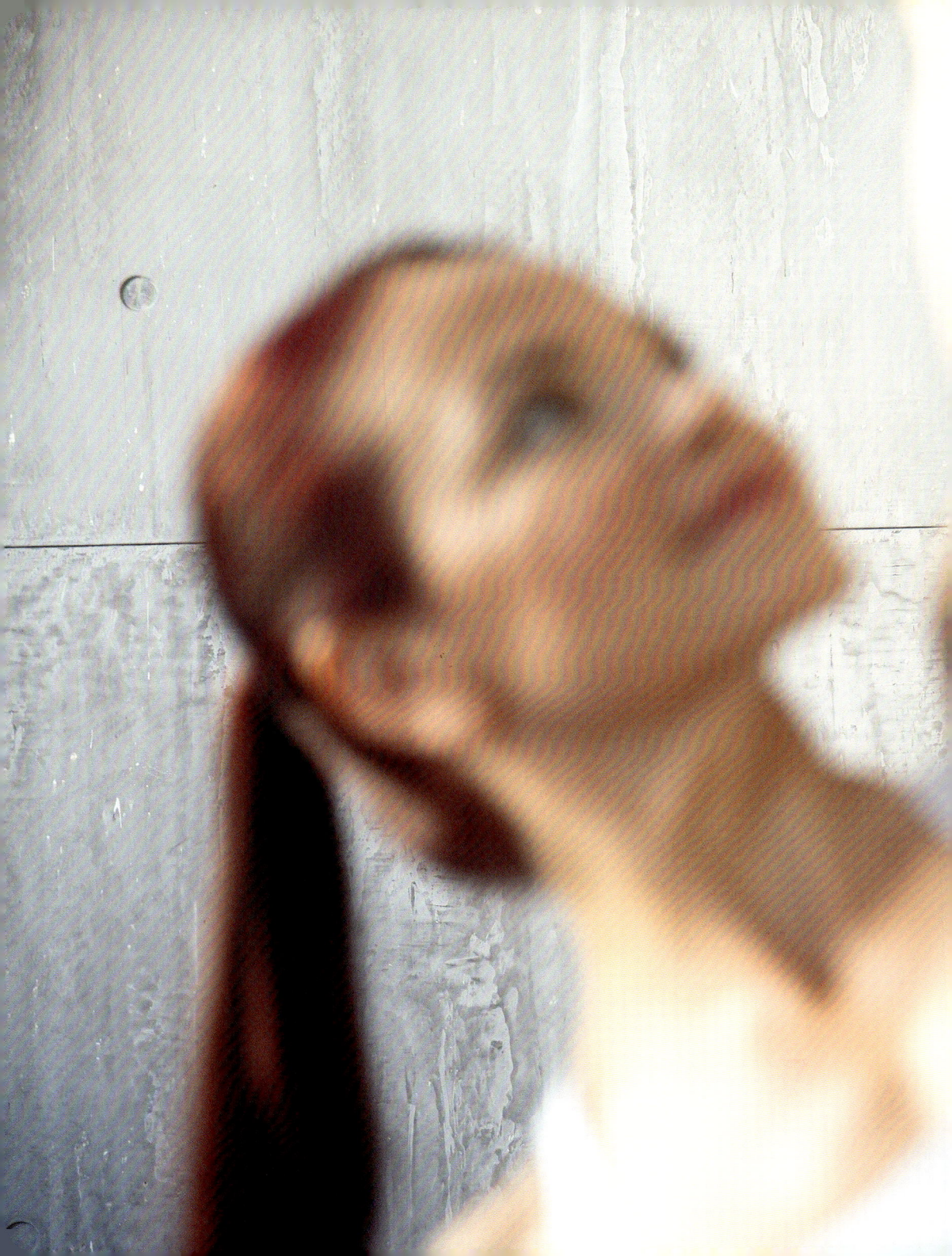

TANJA KRODEL

CORE Workouts

Starker Rücken – schöner Bauch

blv

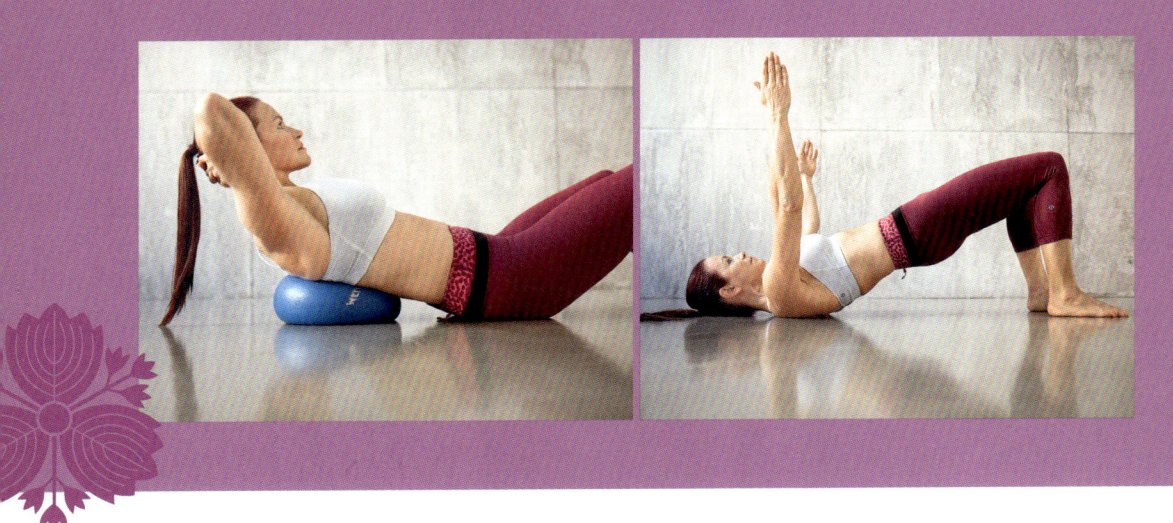

WAS SIE IN DIESEM BUCH FINDEN

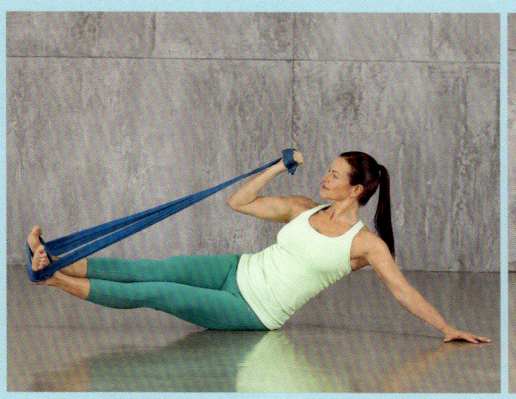
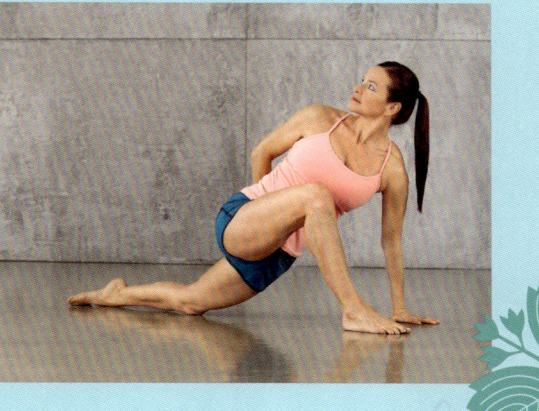

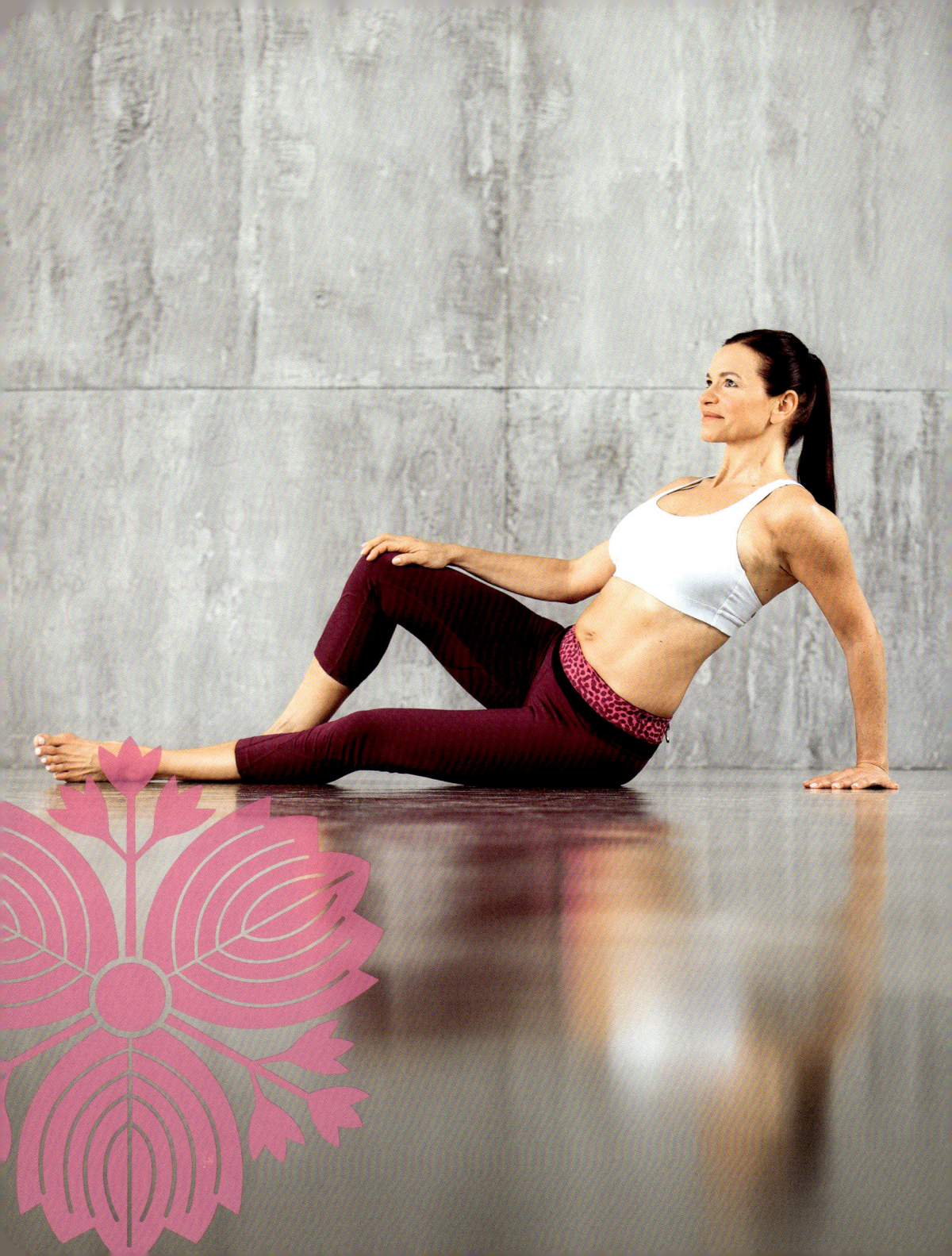

VORWORT

Seit über 25 Jahren trainiere ich mit den unterschiedlichsten Menschen, jungen und alten, Frauen und Männern, Leistungssportlern und Couch-Potatos und noch vielen mehr. In dieser Zeit hat sich in der Sport- und Fitnessbranche viel getan. Ich selbst habe vor 25 Jahren ganz anders trainiert als heute und bin inzwischen fitter als in meiner Jugend. Egal um welche Sportart oder um welches Trainingsziel es geht, für mich hat sich im Laufe der Jahre herauskristallisiert, dass ein stabiles Core, also eine gut trainierte Mitte, die Grundlage für alles ist. Und das Tolle dabei: Man kann dadurch nicht nur ökonomischer laufen oder besser werfen, sondern der Körper verändert sich auch optisch positiv. Der Bauch wird flacher und fester, die Taille geformter, der Po straffer und die gesamte Haltung aufrechter!

Core-Training für ein neues Körpergefühl

Für viele bedeutet es auch weniger Rückenschmerzen, da beim Core-Training die Tiefenmuskulatur aktiviert wird und der gesamte Haltungs-apparat sich verbessert. Der Vorteil des Core-Trainings ist, dass auf kleinem Raum mit oder ohne Hilfsmittel perfekt trainiert werden kann, wobei die verwendeten Hilfsmittel preislich unter 10 Euro liegen und sehr gut zum Transport geeignet sind. Um das Training gut in den Alltag integrieren zu können, habe ich eine Auswahl an unterschiedlichsten Übungen zusammengestellt, die ohne viel Aufwand gut durchführbar und effektiv sind. Mit dem Express-Programm gelingt es sogar, 10 Minuten optimal zu nutzen!
Viel Erfolg und Freude mit den Core-Workouts und dem neuen Körpergefühl wünscht Ihre

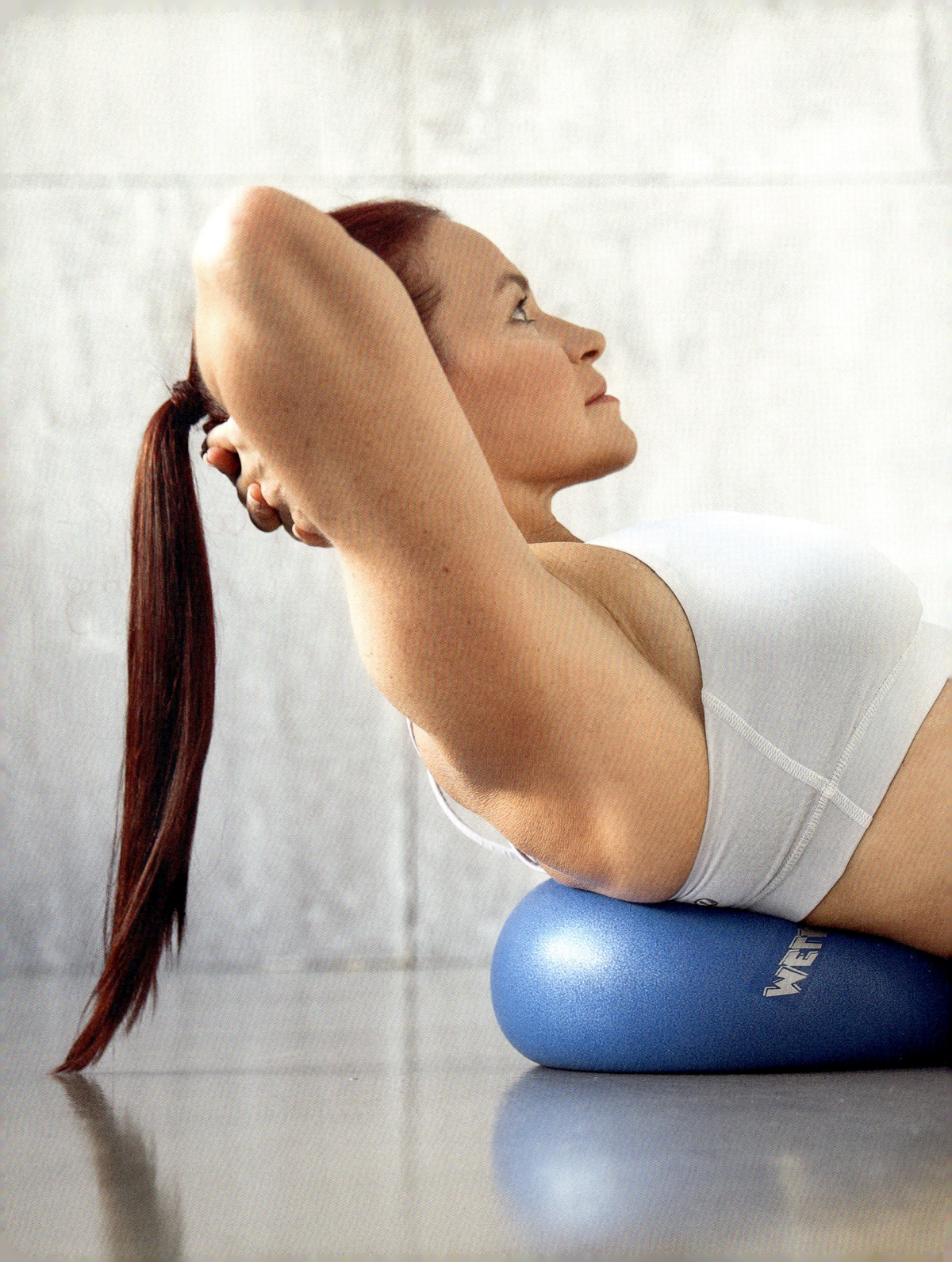

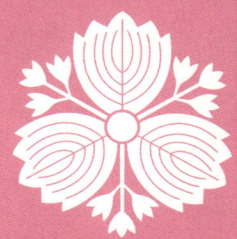

BASICS RUND UM DAS CORE

Das Core: Die Tiefenmuskulatur des Rumpfes ist das Zentrum des Körpers und die wichtigste Verbindung zwischen Körpermitte und Extremitäten. Ein kraftvolles Core sorgt nicht nur für einen flachen Bauch und eine geformte Körpermitte, sondern es stärkt auch den Rücken. Damit bewirkt es auch eine gute Haltung.

WAS IST DAS »CORE«?

In den letzten Jahren hat sich der Begriff »Core« im Training etabliert und ist überall zu finden, sei es in verschiedenen Zeitschriften oder im Zusammenhang mit dem Training der Fußballnationalmannschaft. Natürlich gibt es unterschiedliche Definitionen dazu, aber die wortwörtliche Übersetzung bedeutet »Kern«. Die deutsche Übersetzung legt nahe, dass das Core eine zentrale Bedeutung hat und jede Bewegung der Extremitäten im Zusammenhang und -arbeit mit ihm entsteht.

Kurze Anatomie

Die zwei wichtigsten Aufgaben des Cores sind der Schutz der Wirbelsäule und eine optimale Leistung im Zusammenspiel von Nerven und Muskeln. Um »optimal« zu verstehen, muss man sich kurz die Anatomie vergegenwärtigen: Ohne Muskulatur würde die Stabilität zwischen Rippen, Wirbelsäule und Becken fehlen. Dabei sind nicht nur die geraden, schrägen und tiefen Muskeln am Bauch wichtig, sondern auch die verschieden großen Muskeln am Rücken und um die Hüfte, inklusive die des Beckenbodens. Deshalb werden beim Core-Training vor allem Übungen absolviert, die das Zusammenspiel vieler Muskeln fordern, insbesondere der tief liegenden, stabilisierenden Muskeln. Einige Übungen finden aus diesem Grund auch auf instabilem Untergrund statt oder nur auf einem Bein. Klassische Sit-ups beispielsweise trainieren dagegen isoliert den geraden Bauchmuskel, dadurch fehlt aber der Impuls des Zusammen-

spiels, im schlechtesten Falle wird die Wirbelsäule zu stark komprimiert. Das isolierte Muskeltraining ist bei einigen Sportarten trotzdem wichtig, wie zum Beispiel beim Boxen, aber für den Alltag und viele andere Sportarten ist die Stabilisation noch wichtiger.

Stabilität durch ein gut trainiertes Core

Das Werfen, Schlagen oder Kicken eines Balls beispielsweise beginnt mit der Kraftübertragung aus dem Core, das heißt, wenn diese Übertragung nicht gut funktioniert, kann auch nicht die volle Leistung erbracht werden bzw. werden gleichzeitig noch andere Strukturen, wie zum Beispiel Gelenke, Sehnen und Nerven, überlastet. Dieses Prinzip ist nicht nur auf Sportarten anzuwenden, sondern auch auf ganz alltägliche und banale Dinge, egal ob es sich um das Einräumen von Regalen über Kopfhöhe handelt oder um Gartenarbeit. Ein gutes Core ist deshalb nicht unbedingt in Form eines Sixpacks sichtbar, aber auf jeden Fall in guter Haltung und Körperspannung zu erkennen und in seiner Funktionalität in allen Bewegungen und Sportarten zu spüren. Das Tragen einer schweren Einkaufstasche in aufrechter Haltung fällt damit leichter und ist gleichzeitig wiederum ein Training für die Stabilität. Auch kleine Übungen im Alltag, wie zum Beispiel das Balancieren auf einem Bein beim Zähneputzen, helfen, Stabilität aufzubauen.

Bauchmuskeln

Vorderer Sägemuskel

Querverlaufender Bauch-
muskel: Stabilisation des
Rumpfes

Innerer schräger Bauch-
muskel: Seitneigung und
Rotation

Äußerer schräger Bauch-
muskel: Seitneigung und
Rotation

Gerader Bauchmuskel:
Anheben des Rumpfes

Rückenmuskeln

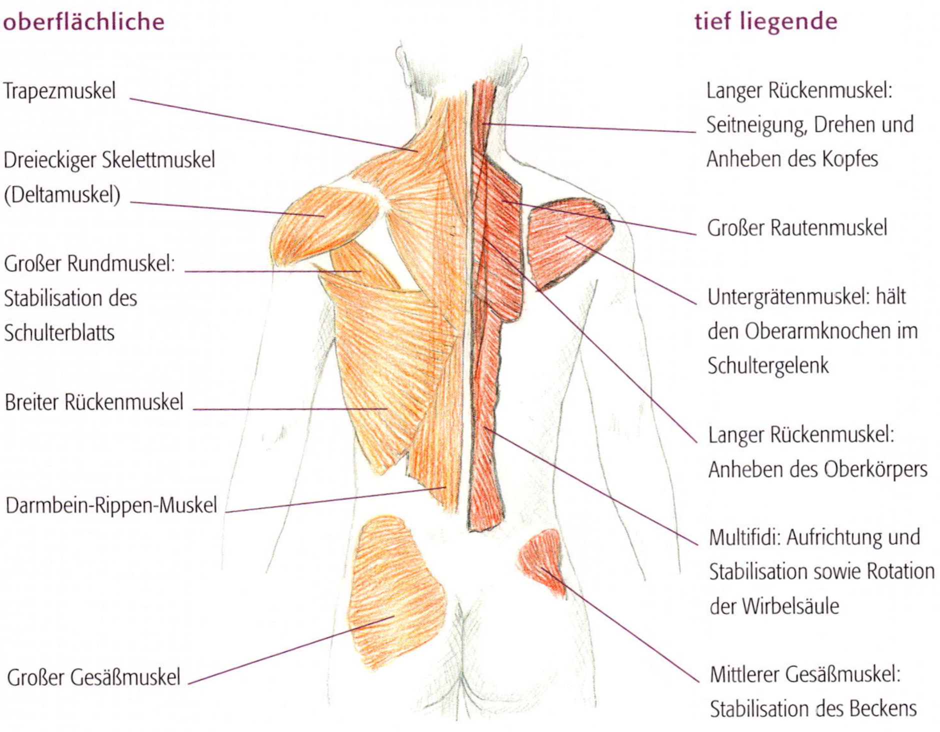

oberflächliche

Trapezmuskel

Dreieckiger Skelettmuskel
(Deltamuskel)

Großer Rundmuskel:
Stabilisation des
Schulterblatts

Breiter Rückenmuskel

Darmbein-Rippen-Muskel

Großer Gesäßmuskel

tief liegende

Langer Rückenmuskel:
Seitneigung, Drehen und
Anheben des Kopfes

Großer Rautenmuskel

Untergrätenmuskel: hält
den Oberarmknochen im
Schultergelenk

Langer Rückenmuskel:
Anheben des Oberkörpers

Multifidi: Aufrichtung und
Stabilisation sowie Rotation
der Wirbelsäule

Mittlerer Gesäßmuskel:
Stabilisation des Beckens

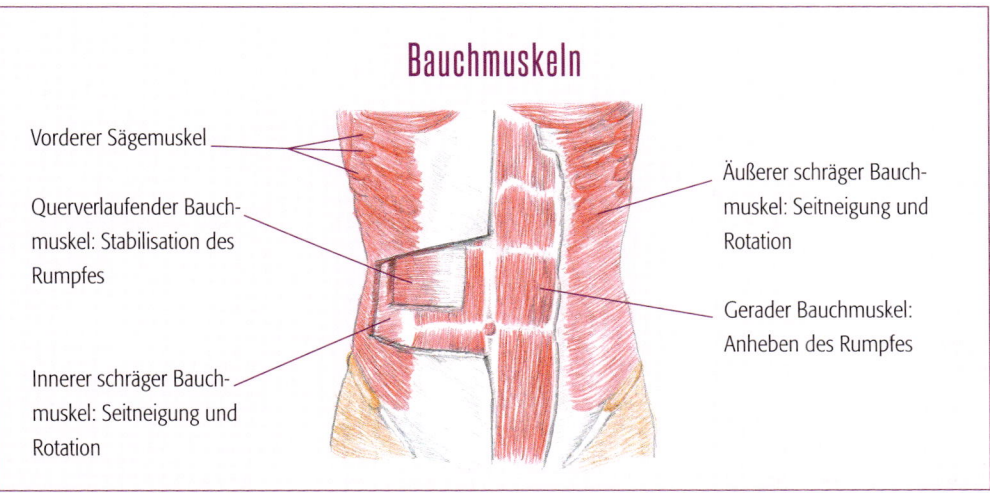

TIPPS FÜR EINE STARKE MITTE

Außer dem Core-Training sind natürlich noch viele verschiedene andere Faktoren für eine starke Mitte verantwortlich, besonders bei Frauen. Jede Schwangerschaft strapaziert die Haut und das Gewebe, vor allem auch die Beckenbodenmuskulatur. Narben durch Kaiserschnitte oder Unterleibsoperationen erschweren oft das willkürliche Aktivieren der Bauch- und Beckenbodenmuskulatur. Dazu kommt mit zunehmendem Alter die Verschiebung der Hormonproduktion, die das Bindegewebe schwächt, deshalb wird das Training umso wichtiger.

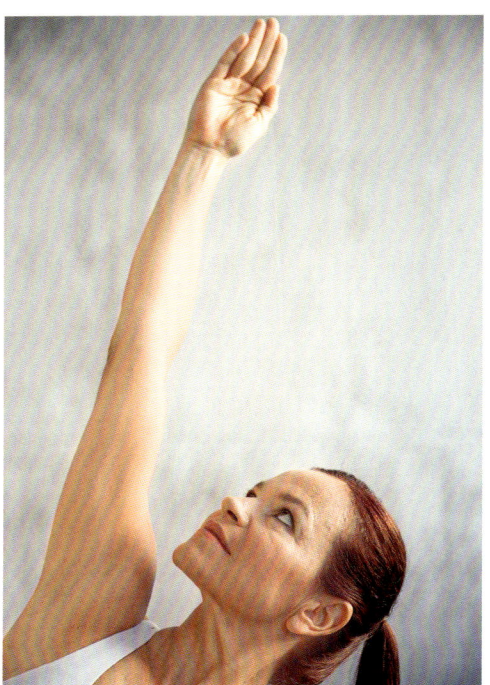

✿ Mit einer gut trainierten Mitte wird jede Bewegung leichter und fließender.

Ein gut trainierter Beckenboden ist wichtig

Um die Übungen optimal durchzuführen, muss die Beckenbodenmuskulatur angespannt werden, sie ist wie jeder andere Muskel trainierbar, unabhängig vom Alter, und verliert – ebenso wie jeder andere Muskel – ihre Kraft und Leistungsfähigkeit, wenn sie vernachlässigt wird. Manchmal ist es sehr schwierig, überhaupt zu spüren, wie und wo der Beckenboden angespannt wird. Das Anspannen des Beckenbodens ist leider auch nicht so gut sichtbar wie zum Beispiel das Anspannen des Beinstreckers. Man kann sich aber die vier knöchernen Punkte dazu vorstellen: die beiden Sitzbeinhöcker unter den Pobacken, das Steißbein hinten und das Schambein vorne. Alles dazwischenliegende Gewebe bildet ein Trapez, das man beim Anspannen nach innen-oben zieht. Bei Beckenbodenschwäche ist es sinnvoll, zuerst die Aktivierung des Beckenbodens zu lernen, wenn nötig auch mit Unterstützung von geschulten Therapeuten, dann kann er problemlos in allen Situationen und Positionen eingesetzt werden.

Weitere Faktoren, die das Core beeinflussen

Jede Operation, die Narben an Bauch und Rücken hinterlässt, hat auch Auswirkungen auf das Gewebe, ähnlich wie ein Reißverschluss oder eine Naht im Stoff: Es hält alles prima, aber häufig entsteht auch an einigen Stellen Zug und dadurch ist der Stoff nicht mehr ganz glatt. Vorerkrankungen und Medikamente haben auch einen großen Einfluss auf die Struktur von Haut und Gewebe. Nichtsdestotrotz wird Core-Training die Körpermitte positiv beeinflussen.

Die richtige Ernährung spielt eine große Rolle

Um den positiven Effekt noch zu optimieren, sollte die Ernährung angepasst werden. Im idealen Fall mit einer Ernährungsberatung, die individuelle Problematiken berücksichtigen kann. Generell sind folgende Punkte gut umsetzbar und führen sehr schnell zu sichtbaren Verbesserungen:

1 Pausen zwischen den Mahlzeiten von ca. 4 Stunden einhalten. Der Blutzuckerspiegel und auch der Darm brauchen Zeit. Das bedeutet aber auch, dass keine zucker- oder milchhaltigen Getränke konsumiert werden, ebenso kein Süßstoff.

2 Konsum von Zucker und Getreide reduzieren, dafür mehr Gemüse und Obst mit in den Speiseplan aufnehmen. Die Hälfte der normalen Nudelportion durch Gemüse ersetzen, die zwei Frühstücksbrötchen reduzieren und dafür Obst dazu essen.

3 Abends stärke- und zuckerhaltige Lebensmittel vermeiden, um den Blutzuckerspiegel nachts niedrig zu halten. Damit ist eine bessere Regeneration möglich. Einige Hormone werden nachts gebildet, aber optimalerweise nur dann, wenn der Blutzuckerspiegel niedrig ist. Deshalb sollten stärkehaltige Lebensmittel, wie Reis, Kartoffeln oder Nudeln, lieber mittags gegessen werden.

4 Inhaltsstoffe lesen! Viele Fertigprodukte enthalten extrem viel Zucker. Oft wird er als Glukose, Fruktose, Sirup oder Ähnliches getarnt. Deshalb ist es häufig besser, mit Einkaufszettel und einem Plan für die Essensgestaltung der nächsten Tage in den Supermarkt zu gehen und gezielt möglichst unbearbeitete Produkte zu kaufen.

Auch wenn einige der Ernährungstipps zu Beginn schwierig umzusetzen sind oder unverständlich klingen: Die Ernährung hat einfach einen großen Einfluss auf den Körper und zwar in jeder Hinsicht, egal ob es um Hormonproduktion, Schlafqualität oder Verdauungsprobleme geht.

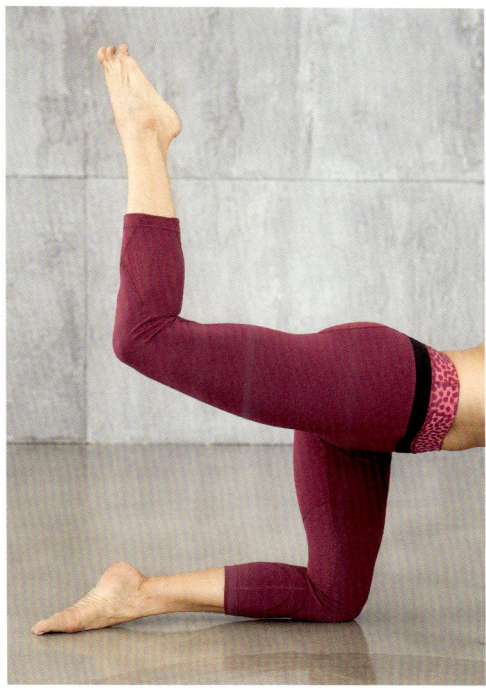

❀ Die richtige Ernährung verbessert die Hautstruktur und sorgt für optimale Trainingseffekte.

INTENSITÄT UND KONTRAINDIKATIONEN

»Viel hilft viel« ist beim Training nicht die richtige Devise. Regelmäßigkeit und Abwechslung sind die besseren Ratgeber. Ein Profisportler hat sicherlich ein anderes Pensum an Training, aber auch da ist die richtige Mischung zwischen Anstrengung und Regeneration wichtig. Die Leistungsverbesserung erfolgt in der Regenerationszeit, das heißt, während des Trainings ist eine zunehmende Ermüdung der Muskulatur zu spüren und damit auch eine geringere Leistungsfähigkeit. In der Regeneration – die bei intensivem Training auch 48 bis 72 Stunden dauern kann – erholt sich der Körper und kann dann von einem höheren Leistungsniveau aus starten. Findet das Training zu früh oder zu spät statt, ist das Ausgangsniveau dagegen niedriger. Dabei stellt sich natürlich die Frage, wann denn der richtige Zeitpunkt für das nächste Training ist? Mit dieser Frage haben sich schon viele Sportwissenschaftler befasst.

Wie häufig trainieren?

Weniger gut Trainierte sollten zu Beginn immer einen Tag Pause zwischen den Trainingseinheiten lassen. Mit dreimal Core-Training pro Woche wird der Erfolg nach spätestens 4 Wochen spürbar sein, erfahrungsgemäß sogar schon früher.

Die Dauer der Regenerationsphase

Die Frage ist pauschal schwierig zu beantworten, da der richtige Zeitpunkt für das nächste Training von Faktoren wie Trainingszustand, Trainingsintensität, Schlaf, Ernährung, Alkoholkonsum, Medikamenteneinnahme, Stress etc. abhängt. Je häufiger man trainiert, desto einfacher wird es zu spüren sein, wie intensiv das Training ist und wann man regeneriert ist. Solange sich der Körper wie Blei anfühlt, das Treppensteigen schlimmer ist als sonst, Muskelkater vorhanden ist und/oder unbekannte Muskeln plötzlich spürbar sind, ist auf jeden Fall noch Regeneration im Gange. Das heißt nicht, dass man keinen Sport machen soll, im Gegenteil: Leichtes Joggen oder Walken, gemütliches Radfahren oder Schwimmen sind sogar sehr hilfreich! Aber ein intensives Training wäre dann kontraproduktiv.

Möglichst viel Abwechslung im Training, unterschiedliche Schwerpunkte und auch bewusst sportfreie Tage sind am erfolgreichsten. Dabei lieber vier kurze Einheiten als zwei lange trainieren.

Wann man aufpassen sollte

Das Programm ist für Gesunde konzipiert. Liegen kleine körperliche Einschränkungen vor, gibt es immer eine Alternative. Bei Schmerzen, Vorerkrankungen, Schwangerschaft oder kurz nach der Geburt muss jedoch mit dem Arzt Rücksprache gehalten werden, ebenso wenn in den letzten Monaten bzw. Jahren nicht regelmäßig Sport betrieben wurde.

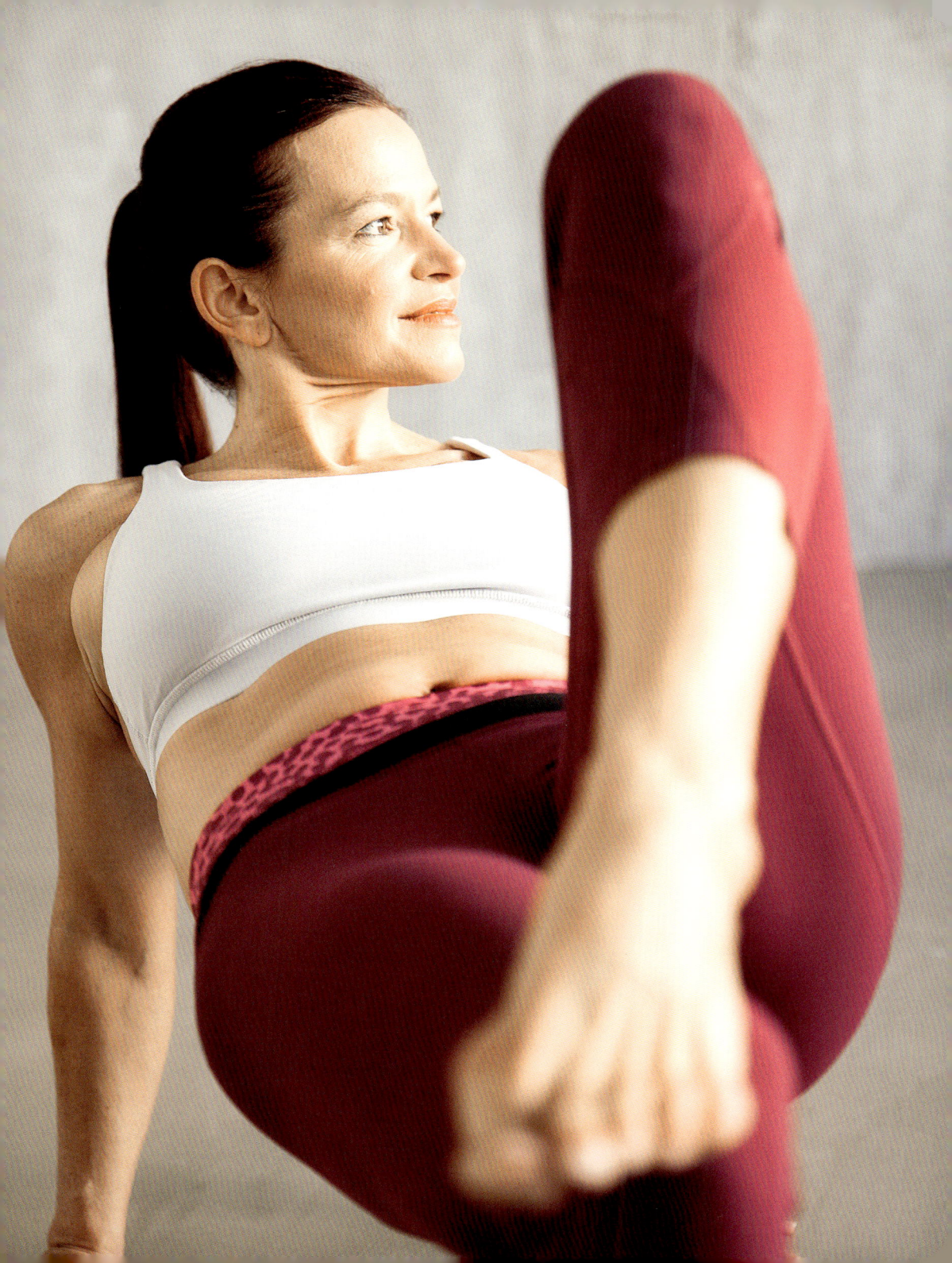

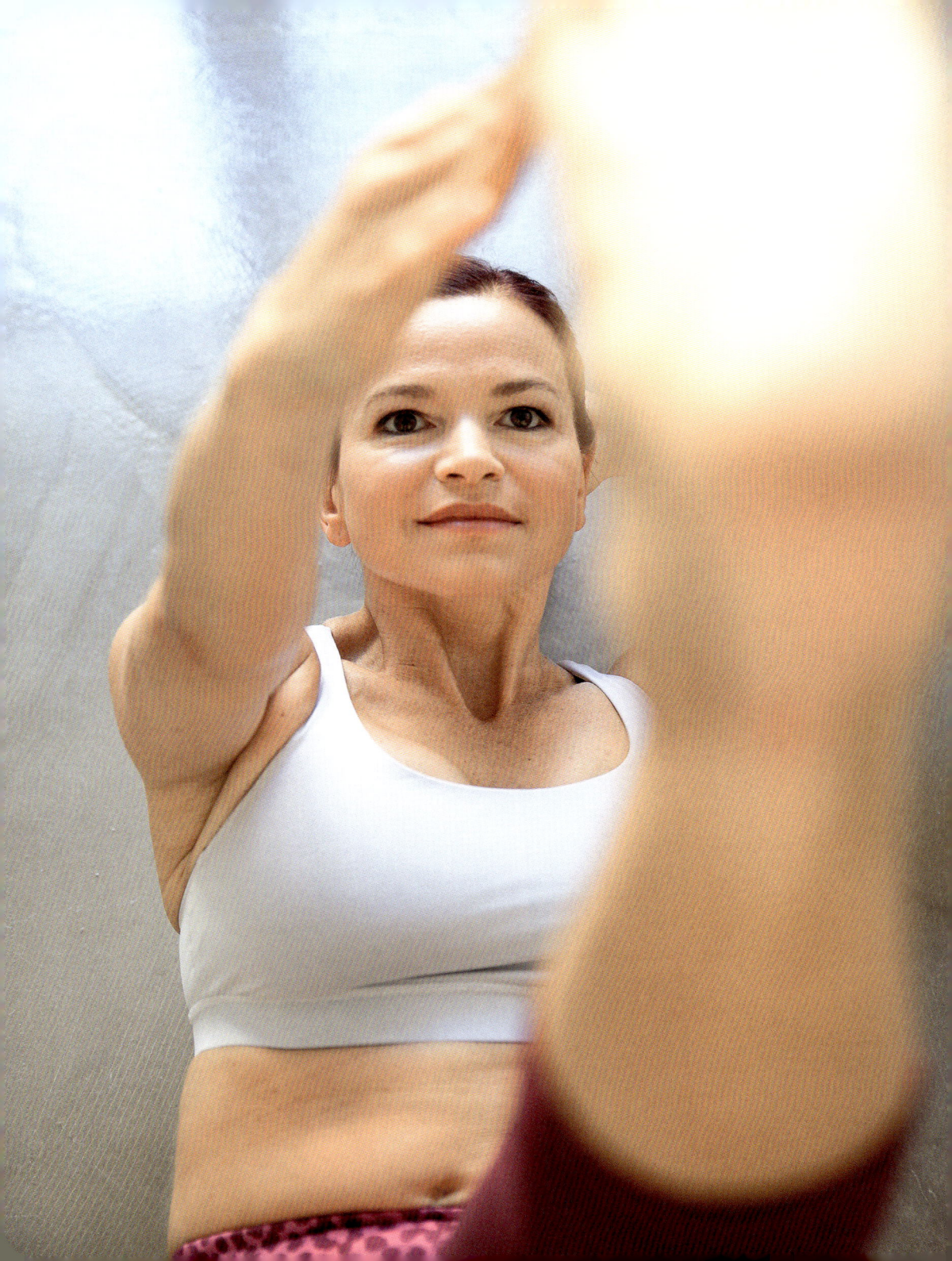

ALLGEMEINES ZUM PROGRAMMAUFBAU

Die Workouts sind in drei Level unterteilt. Jedes Level beinhaltet Übungen mit und ohne Hilfsmittel, alle Übungen werden mit einer Variation beschrieben. Zu Beginn werden jeweils die stehenden Übungen erklärt, danach folgen abwechselnd kniende, stützende und liegende Positionen. Die angegebene Reihenfolge ist nicht verpflichtend. Es gibt sicherlich Tage, an denen zu Beginn des Trainings Übungen im Stehen oder im Stütz zu anstrengend sind.

Ganz bewusst wurden die Programme auch nicht in Anfänger, Fortgeschrittene und Profis unterteilt, sondern in drei Level. Es wird gewiss Übungen aus Level 1 geben, die bleiben auch für »Profis« eine Herausforderung. Und auch der »Profi« hat leistungsschwächere Tage, an denen gerne wieder ein Level-1-Programm gemacht werden kann. Genauso kann sich der Einsteiger nach einigen Einheiten in Level 1 an ein höheres Level wagen bzw. an dessen Übungsvariationen, die zum Teil leichter gestaltet sind.

Grundsätzlich ist die Qualität der Übungsausführung entscheidend: Von 20 unsauber ausgeführten Wiederholungen profitieren weder das Core noch die Haltung, schlimmstenfalls führen sie zu Verletzungen und Fehlbelastungen. Deshalb sollen die Übungshinweise unbedingt gelesen und verinnerlicht werden, jede Bewegung mit der richtigen Haltung speichert der Körper ab und wird sie irgendwann auch automatisieren. Leider wird er das auch bei falsch ausgeführten Bewegungen machen.

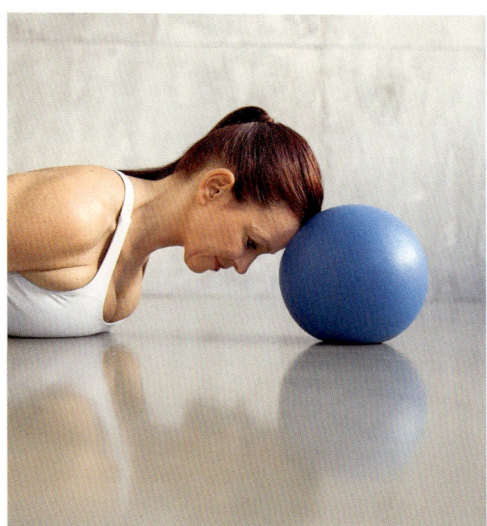

✿ Die perfekte Position für den Nacken: ohne Anstrengung in Verlängerung der Wirbelsäule.

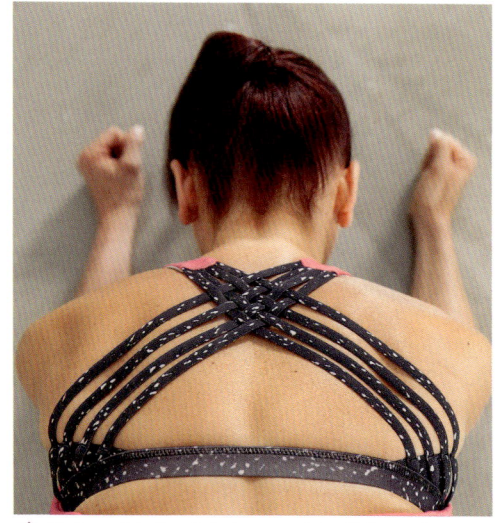

✿ Haltung ist alles: Schultern auch im Stütz nach unten und außen fließen lassen.

WIE FUNKTIONIEREN DIE CORE-WORKOUTS?

Jede Übung wird in ihrer Ausgangsposition, Bewegung und Technik erklärt, zusätzlich gibt es immer eine Variation. Wichtig ist die korrekte Ausführung der Übungen, deshalb kann vor allem zu Beginn ein Spiegel zur Eigenkontrolle sehr hilfreich sein. Ebenfalls sehr wichtig ist eine gleichmäßige Atmung, ohne die Luft anzuhalten. Alle Level beinhalten möglichst viele unterschiedliche Haltungen, um den Körper in verschiedenen Ebenen zu fordern.

Die Auswahl der Übungen

Als Einsteiger dauert es natürlich länger, sich in eine Position und die Bewegung einzufinden. Auch das Hantieren mit den Hilfsmitteln erfordert etwas Übung. Deshalb sollte mit etwa 6 Übungen gestartet werden, alle in möglichst unterschiedlichen Positionen: zum Beispiel eine Übung im Stehen, eine Push-up-Variante, eine auf Händen und Knien, eine in Seitlage, eine in

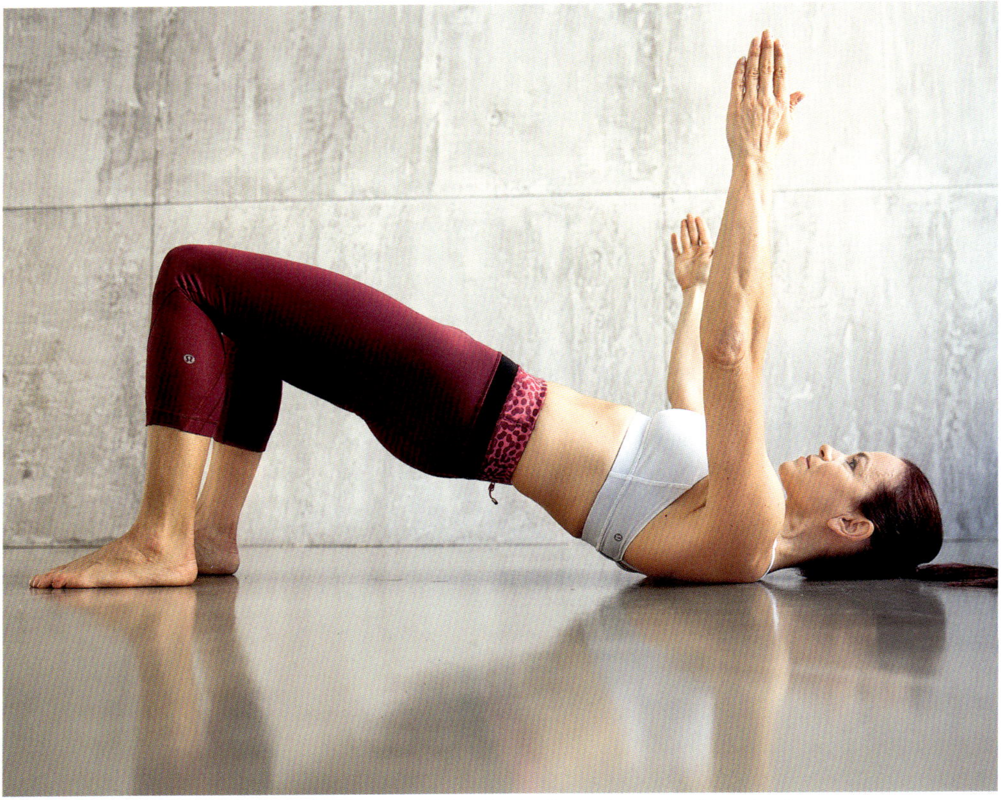

 Die ideale Brückenposition streckt die Hüfte, aktiviert den Beckenboden und trainiert den Po.

Bauchlage und eine in Rückenlage. Die Auswahl der Übungen mit und ohne Hilfsmittel bleibt der persönlichen Vorliebe überlassen. Das Programm inklusive Warm-up und Stretching dauert bei 6 Übungen ungefähr 25 Minuten.

Das Workout peu à peu erweitern

Sobald die Übungen leichter fallen, kann immer eine Übung mehr dazu genommen werden, um schließlich auf etwa 10 Übungen zu kommen. Das Ziel ist aber nicht, jedes Mal 10 Übungen zu schaffen! Wie schon zu Beginn erklärt, sind Übungsausführung und -intensität viel wichtiger. Natürlich wird ein geübter Sportler das Tages-Workout auch schneller schaffen, da es ihm leichter fällt, in die Übungspositionen zu kommen und den Bewegungsablauf durchzuführen.

Wichtig: Generell sollten Übungen jeweils nach spätestens 4 Wochen ausgetauscht und durch neue ersetzt werden. Dadurch erhält der Körper in regelmäßigen Abständen neue Trainingsreize.

Generelles Trainingsniveau und aktuelle Tagesform

Sobald die Übungen eines Levels leicht fallen, sollten die entsprechenden Übungen des nächsten Levels durchgeführt werden. Die Übungen der drei Level können, wie oben bereits erwähnt, auch miteinander vermischt werden, da die Schwierigkeit individuell sehr unterschiedlich empfunden wird und auch die Tagesform nicht immer gleich ist. Vielleicht sind an einem Tag die Beine schon durch viel Gehen sehr müde, dann kann man die stehenden Beinübungen weglassen und direkt mit den Bodenübungen starten. Das Warm-up sollte

allerdings nie weggelassen werden, außer die Übungen werden im Anschluss an eine Lauf-, Schwimm- oder Radeinheit durchgeführt. Zum Abschluss des Trainings unbedingt noch dehnen!

Die Anzahl der Wiederholungen

Wenn die angegebene Wiederholungszahl nicht geschafft wird, ist es kein Grund, die Motivation zu verlieren! Dafür gibt es jeweils die Alternativausführungen der Übungen. Zu Beginn schaffen Sie vielleicht nur 5 Wiederholungen der Originalübung, danach noch 10 Wiederholungen der Alternativübung. Beim fünften Training sind es dann vielleicht schon insgesamt mehr Wiederholungen und in der zehnten Einheit verschiebt sich die Wiederholungszahl immer mehr hin zur Originalübung. Wichtiger als die Wiederholungsanzahl ist die korrekte Ausführung.

Das Express-Programm für den Energiekick im Alltag

Wenn der Körper zwickt und sich unwohl fühlt nach vielen Stunden Sitzen, aber leider nur wenig Zeit ist, dann kann das Express-Programm Wunder wirken! Eine kleine Zusammenstellung unterschiedlicher Übungen für zwischendurch gibt wieder Energie und lässt die Haltung verbessern. Sie finden das kurze Energieprogramm ab Seite 121.

HILFSMITTEL

Für einen Teil der Übungen in diesem Buch werden ein Band und ein kleiner Ball benötigt. Etwa ein Drittel der Übungen wird alleine mit dem eigenen Körpergewicht ausgeführt. Hierzu sind also keine Hilfsmittel erforderlich.

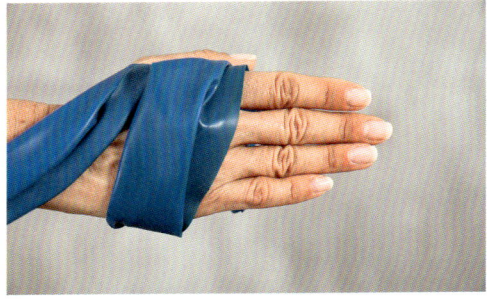

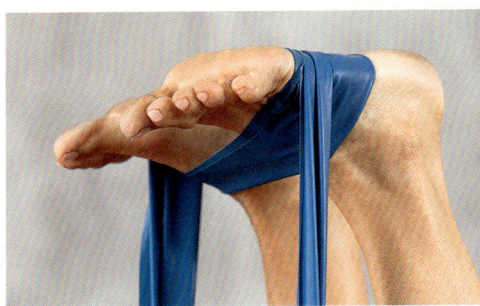

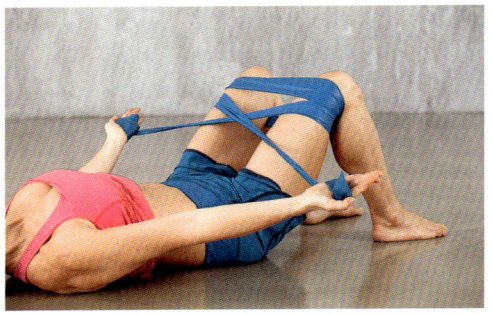

❀ Das richtige Wickeln ist zu Beginn nicht einfach und erfordert etwas Übung.

Aufgrund des geringen Gewichts und Platzbedarfs sowie des günstigen Preises der Hilfsmittel sind sie perfekt für das Training zu Hause und unterwegs geeignet. Alle Übungen werden ohne Schuhe durchgeführt, denn barfuß können auch die kleinen Muskeln am Fuß trainiert werden und die Wahrnehmung der Körperausrichtung wird barfuß besser weitergeleitet. Eine Matte oder ein rutschfester Boden sind deshalb wichtig. Für die Übungen auf dem Boden und vor allem auf den Knien kann auch zusätzlich noch ein dickes Handtuch benutzt werden.

Das Band

Als Hilfsmittel wird ein ca. 2,20 Meter langes Band in mittlerer Stärke verwendet. Falls der Zug des Bandes nicht passend ist, kann jederzeit eine andere Stärke benutzt werden.
Beim Wickeln des Bandes sollte man grundsätzlich darauf achten, dass es glatt aufliegt, um nicht in die Haut einzuschneiden. Für manche Übungen muss das Band um die Hände oder um die Füße gewickelt werden. Es gibt auch kombinierte Übungen, wie zum Beispiel die Bridge: Dabei wird das Band um Hände und Beine gewickelt.
Grundsätzlich hat ein zweimal um Hände, Füße oder Beine gewickeltes Band guten Halt. Sollte es sich noch nicht fest genug anfühlen, kann es auch dreimal herumgewickelt werden. Das Band sollte während der Übung immer etwas Grundspannung haben und nie locker hängen, außer es wird explizit so beschrieben.

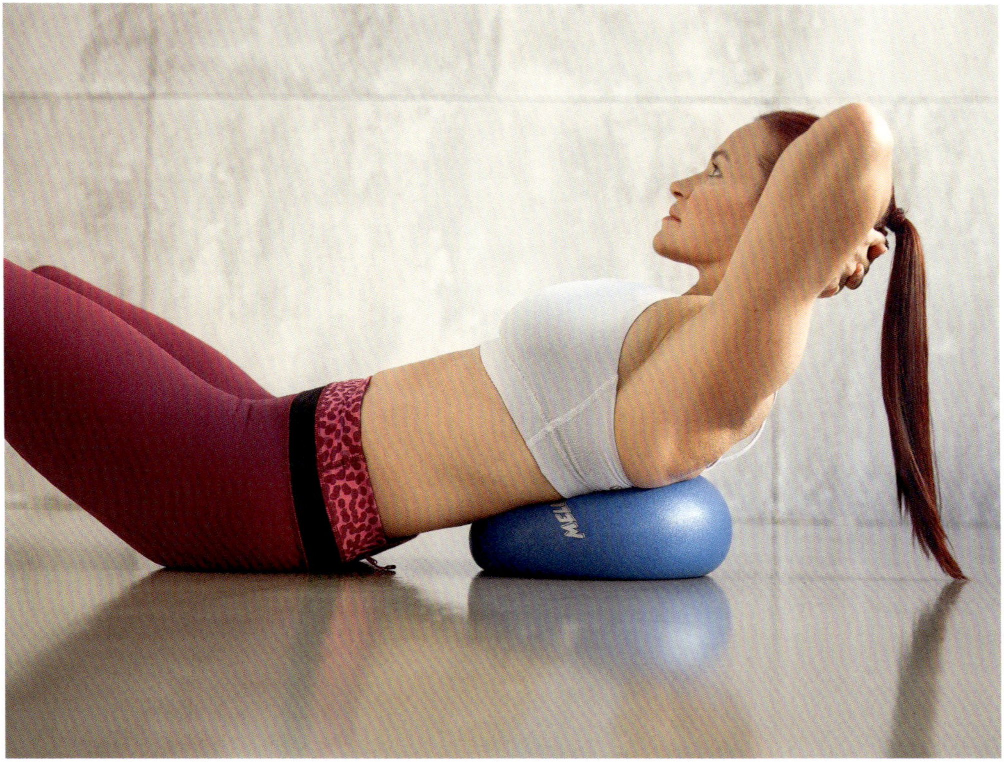

❀ Der Pilates-Ball bringt das Becken in die perfekte Position und ermöglicht dadurch ein effektives Core-Training.

Der Pilates-Ball

Der Pilates-Ball hat ca. 24 Zentimeter Durchmesser. Er soll gut mit Luft gefüllt, aber noch etwas nachgiebig sein, sodass der Fuß gut darauf stehen kann oder auch der Rücken unterstützt wird. Beide Hilfsmittel werden sowohl als Unterstützung, aber auch als zusätzliche Erschwernis eingesetzt. Wenn der Umgang mit dem Ball noch nicht gewohnt ist, muss man zu Beginn etwas experimentieren, um die perfekte Menge an Luft im Ball zu haben und um die optimale Positionierung des Balls zu finden.

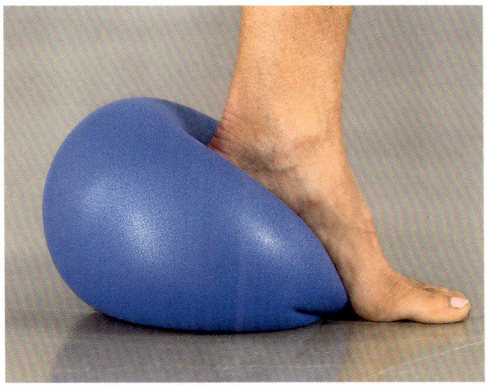

❀ Positionierung auf dem Ball: Zehen und Ballen sind auf dem Boden, nur Ferse und Mittelfuß haben Kontakt.

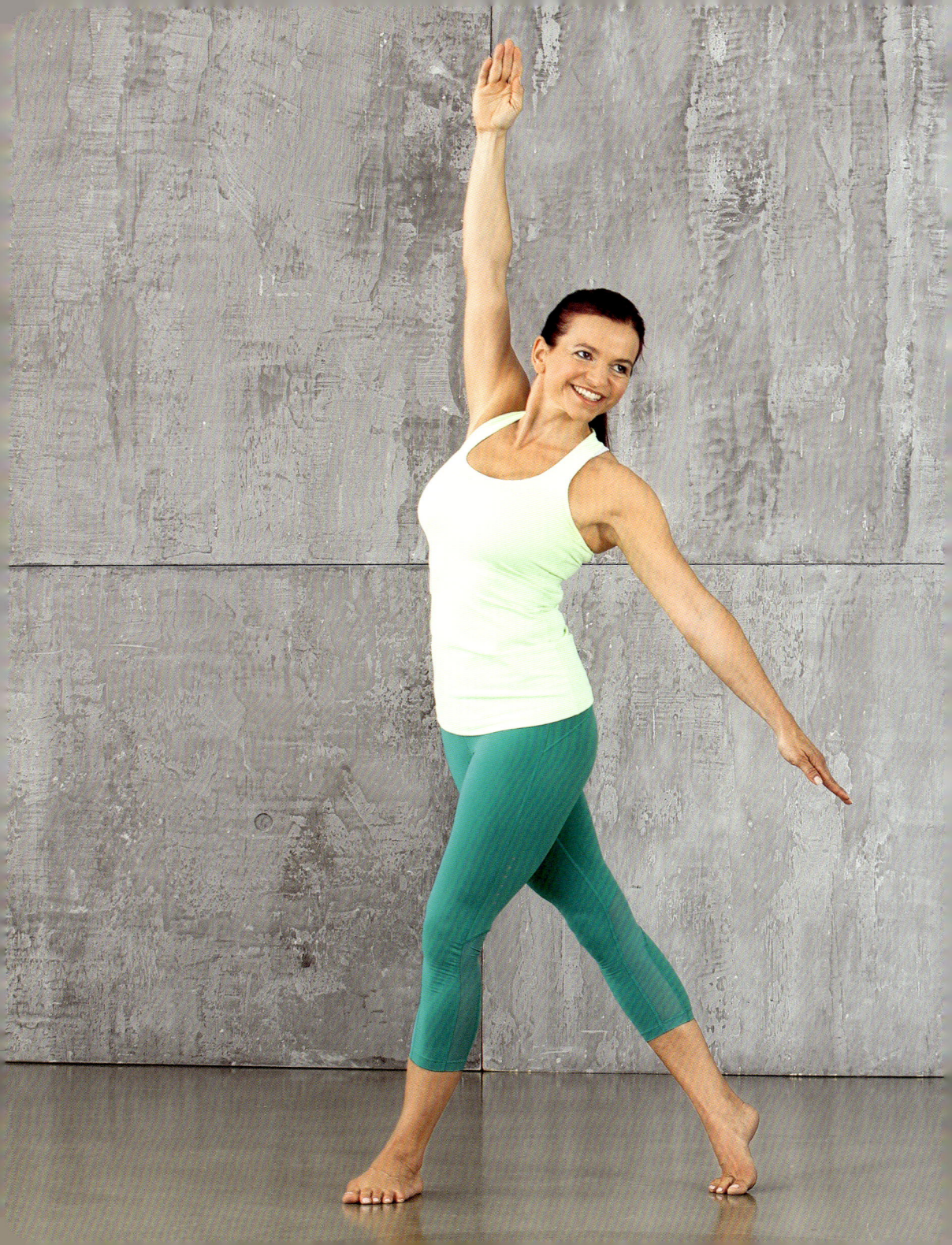

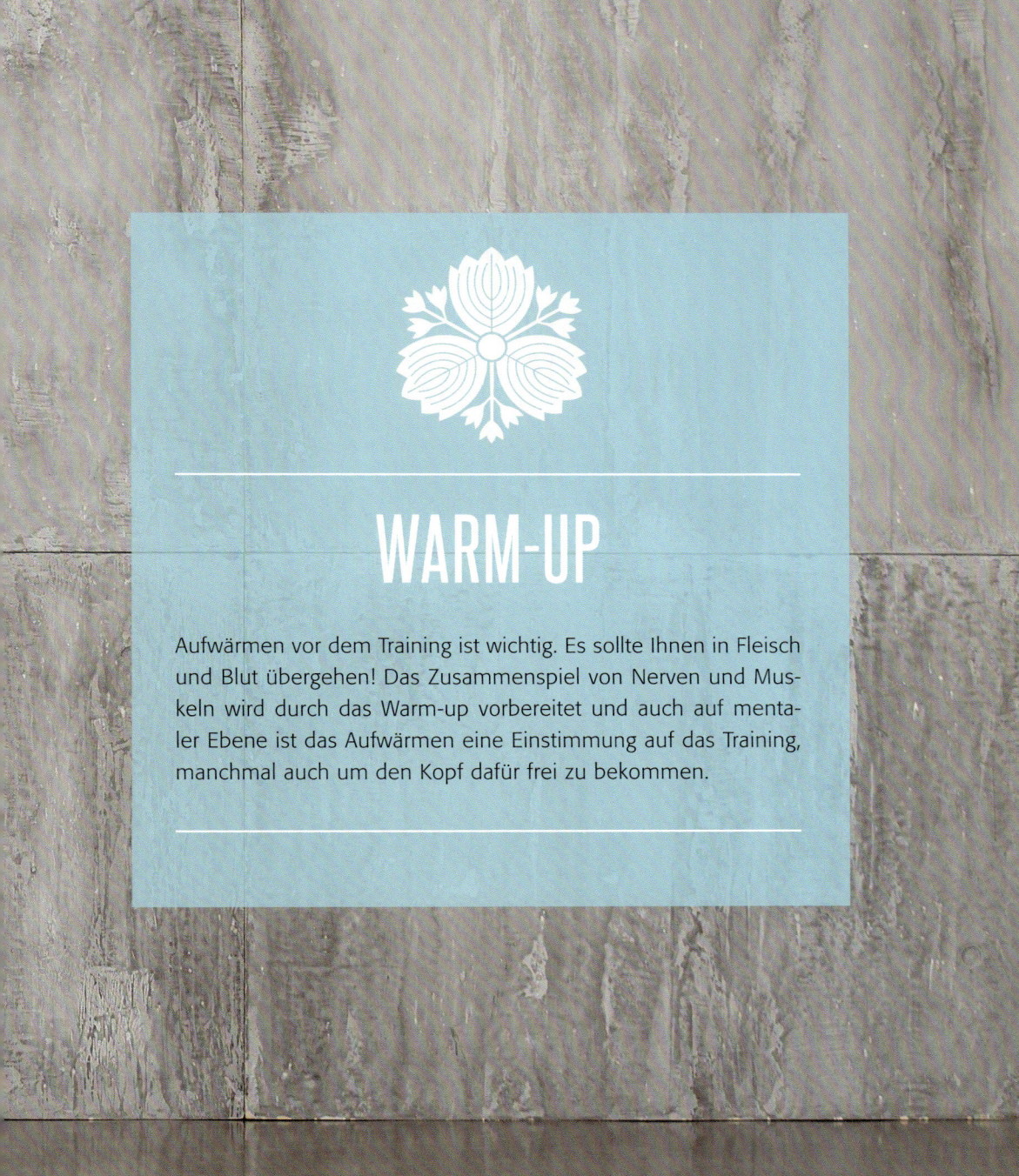

WARM-UP

Aufwärmen vor dem Training ist wichtig. Es sollte Ihnen in Fleisch und Blut übergehen! Das Zusammenspiel von Nerven und Muskeln wird durch das Warm-up vorbereitet und auch auf mentaler Ebene ist das Aufwärmen eine Einstimmung auf das Training, manchmal auch um den Kopf dafür frei zu bekommen.

AUFWÄRMEN

Sich aufzuwärmen mag einem manchmal lästig und zeitraubend sein, aber die wenigen Minuten sollte man auf jeden Fall investieren. Die drei folgenden Aufwärmprogramme dauern nicht lange, erfüllen jedoch den Zweck: Die Körpertemperatur erhöht sich und damit wird auch die Durchblutung gefördert. Dies führt zu einer besseren Sauerstoffversorgung der Muskulatur und steigert die Leistungsfähigkeit. Die Gelenke werden mobilisiert, die Gelenkflüssigkeit besser verteilt und damit die Gleitfähigkeit der Knorpel verbessert. Sehnen und Bänder werden in der Aufwärmphase elastischer und sind dadurch weniger verletzungsanfällig.

Aber nicht nur die Physis profitiert von einem guten Warm-up, auch für die Psyche ist es von Bedeutung: Der Kopf wird langsam frei von allen vorangegangenen oder noch geplanten Aktivitäten und Aufgaben. Vor allem am Ende eines langen Tages ist es wichtig, sich auch mental auf das Training einzustellen. Die Effektivität jeder Übung wird durch die ungeteilte Aufmerksamkeit gesteigert. Für alle Frühsportler ist weniger die Konzentration das Problem als die Müdigkeit. Die dynamischen Aufwärmbewegungen helfen, den Kreislauf in Schwung zu bringen und wach zu werden.

Für einige kann auch Musik eine gute Unterstützung sein: Der Lieblingssong mit schnellem Beat weckt die Lebensgeister oft sehr rasch und hilft, ein gleichmäßiges Tempo zu halten. Wer lieber Seil oder Hampelmänner springt oder sich auf dem Hometrainer aufwärmen möchte, kann das natürlich gerne machen. Für das Aufwärmen sollten auf jeden Fall mindestens 5 Minuten eingeplant werden, es kann aber auch gerne etwas länger durchgeführt werden.

Warm-up 1

1 – **3** Die Beine in einer weit geöffneten Grätsche positionieren, dann das Körpergewicht wellenförmig von einer Seite zur anderen verlagern, zur Mitte nach unten und zu den Seiten nach oben. Die Arme bewegen sich dabei wie zwei Windmühlenflügel, bei der Beinbewegung nach rechts kommt der linke Arm nach oben und umgekehrt. 20-mal zu jeder Seite wiederholen.

4 Dann beide Arme gleichzeitig von einer zur anderen Seite schwingen, dabei ist jede Bewegung dynamisch und fließend.

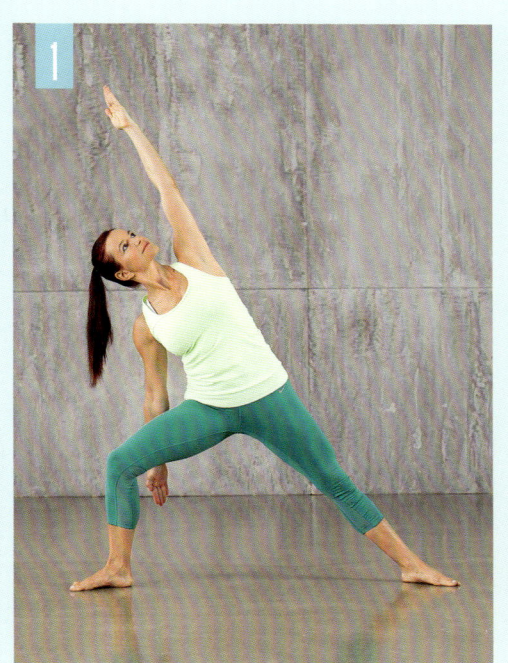

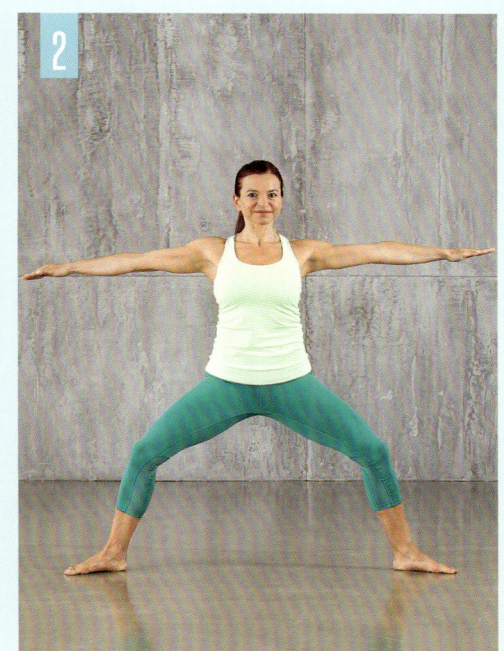

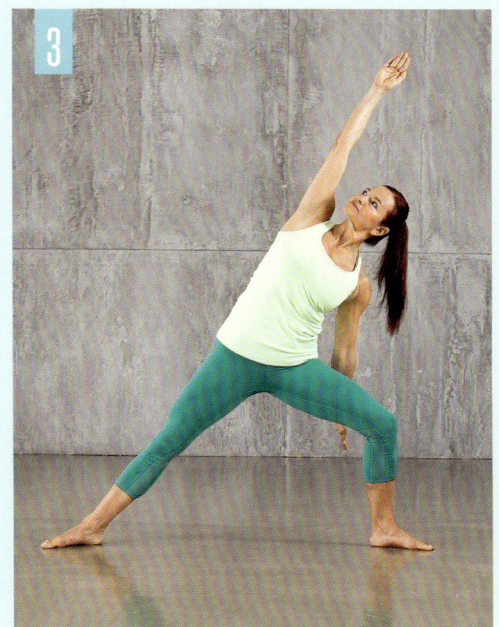

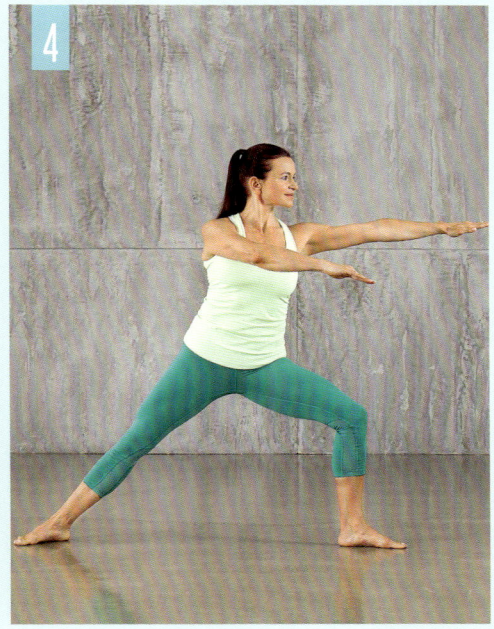

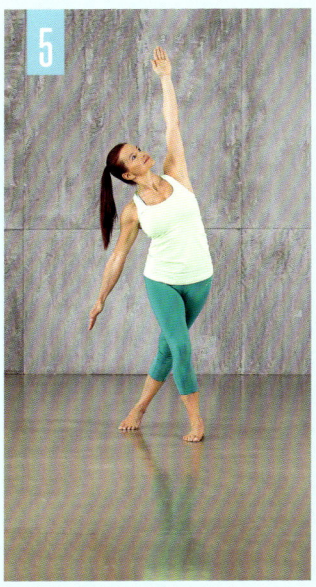
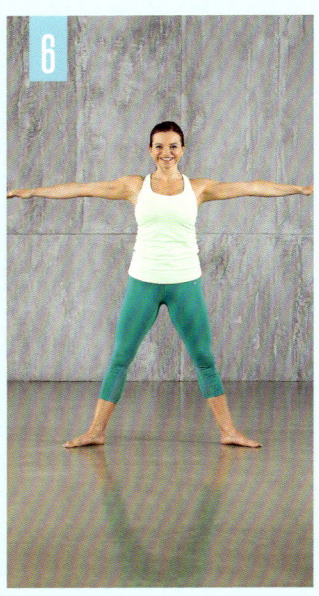
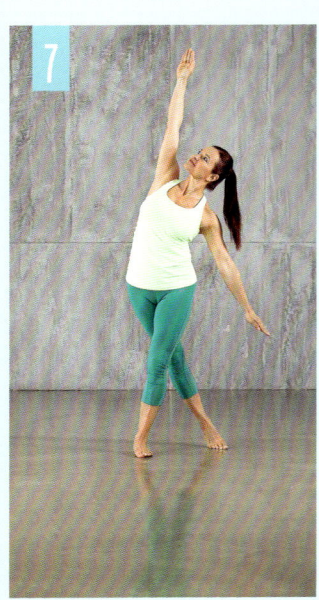

6 – 7 Danach kreuzen die Füße abwechselnd nach hinten und der Arm streckt sich nach oben. Die Beinbewegung bleibt weiterhin groß und wellenförmig. 20-mal zu jeder Seite.

8 – 10 Die gleiche Kreuzbewegung nach vorne ausführen, dabei schließen und öffnen sich die Arme. 20-mal wiederholen.

11 + 12 Zur Ausgangsposition in die Grätsche zurückkommen und mit beiden Händen auf den Oberschenkeln abstützen. Den Rücken 10-mal langsam zum Katzenbuckel runden und wieder lang werden lassen. Nach der letzten Wiederholung wieder aufrichten und mit dem Workout starten.

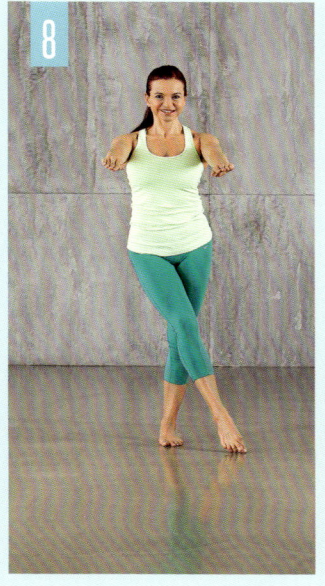

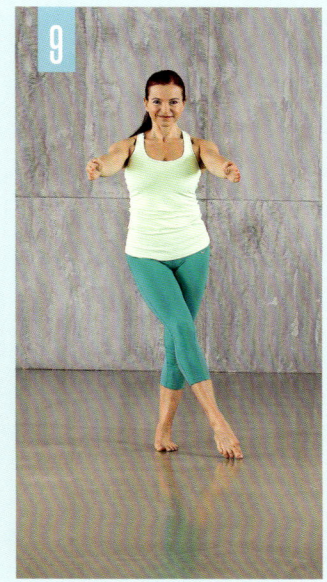

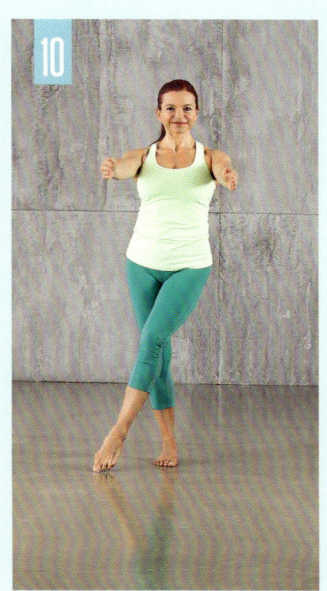

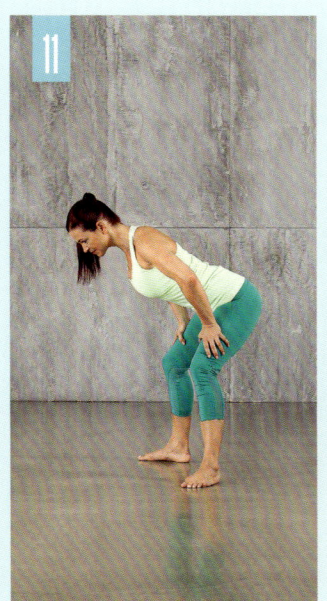

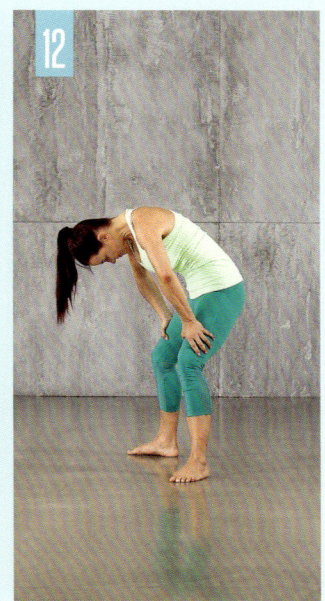

Warm-up 2

 +  Die Füße stehen hüftbreit und parallel auf dem Boden und tippen abwechselnd nach hinten. Dabei mit beiden Ellbogen kleine Kreise nach hinten machen. Das Körpergewicht bleibt auf dem Standbein, nur die Fußspitze tippt nach hinten.

Nach 20 Wiederholungen bleiben die Beine in der Tipp-Bewegung, die Arme werden dabei über dem Kopf zusammengeführt und beim Schließen der Beine wieder gesenkt +  .

20-mal wiederholen, um dann für 15 Wiederholungen nur noch das linke Knie mit beiden Händen zur Brust zu ziehen und beim Auftippen die Arme zu öffnen +  . Dasselbe 15-mal mit dem rechten Bein durchführen, nach der letzten Wiederholung in die Ausgangsposition zurückkommen und beide Hände auf die Schultern legen.

 +  Die Beine sind leicht gebeugt, und während der Rücken sich rundet, bewegen sich die Ellbogen nach vorne und unten. Die Wirbelsäule wieder lang machen und aufrichten, dabei die Ellbogen nach hinten öffnen. Nach 10 Wiederholungen ist der Körper startklar für das Workout!

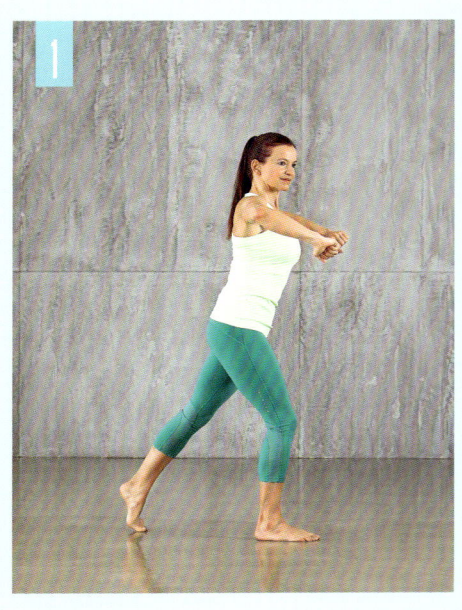

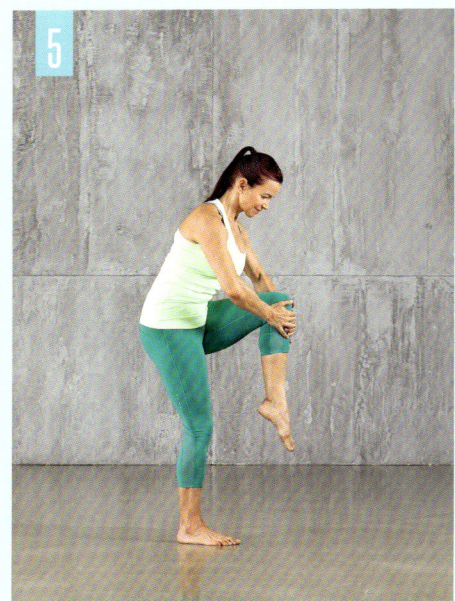

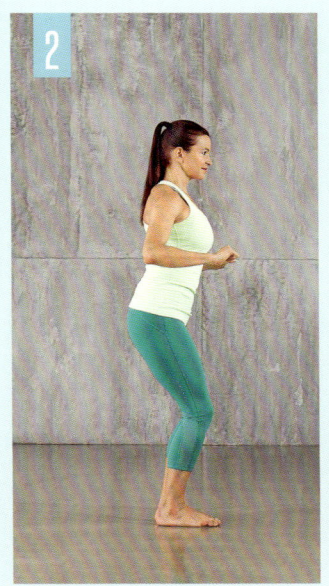

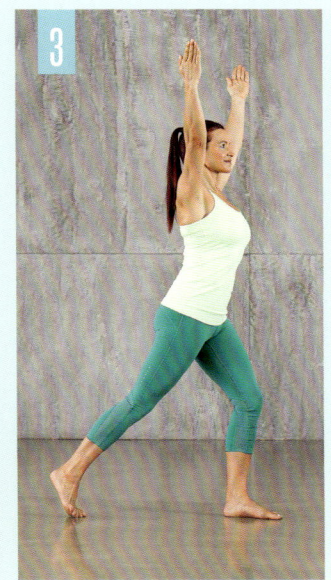

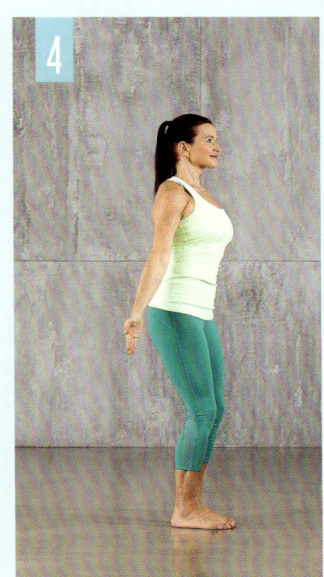

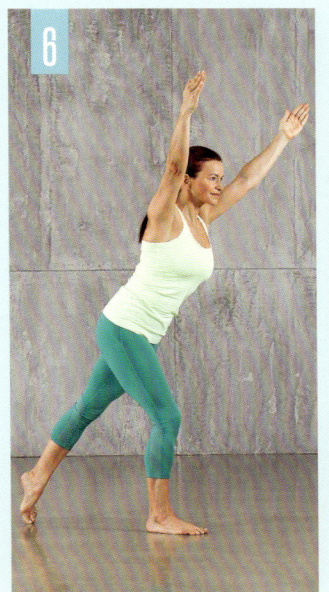

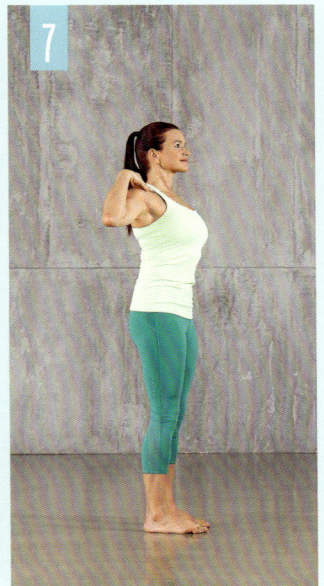

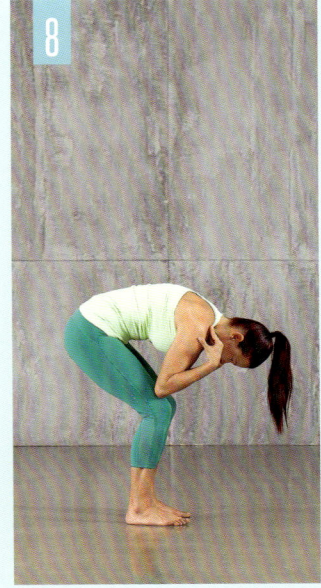

Warm-up 3

 + 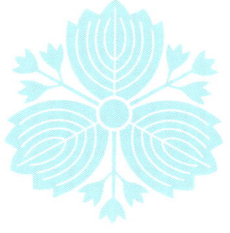 Die Füße stehen hüftbreit und parallel auf dem Boden und tippen abwechselnd nach außen, dabei beide Arme mit verschränkten Fingern ebenfalls abwechselnd mitbewegen, das Gewicht bleibt auf dem Standbein.

 – Die Beine bleiben nach 20 Wiederholungen immer noch im selben Bewegungsmuster. Die Arme 20-mal heben und senken, ohne dass der Rücken ins Hohlkreuz fällt.

 + Nur noch das rechte Beine zur Seite tippen lassen, dabei das Knie Richtung Brust ziehen und mit dem linken Ellbogen zusammenführen. Der Rücken rundet sich und wird wieder lang. Das Standbein bleibt während der Bewegung leicht gebeugt.

 Nach 15 Wiederholungen dieselbe Bewegung ohne Bodenkontakt des rechten Fußes durchführen und danach alles mit dem linken Bein wiederholen. Perfekt vorbereitet mit dem Workout beginnen!

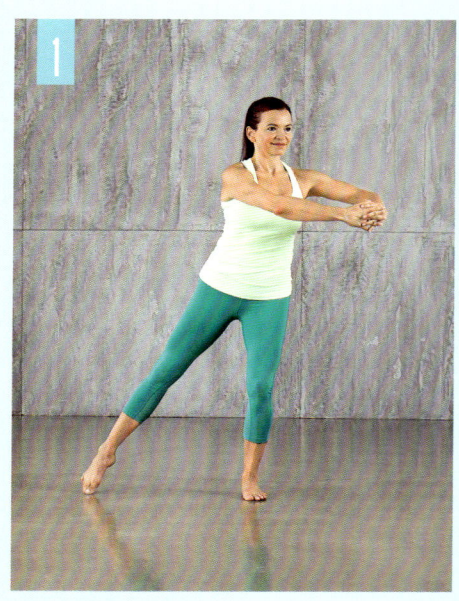

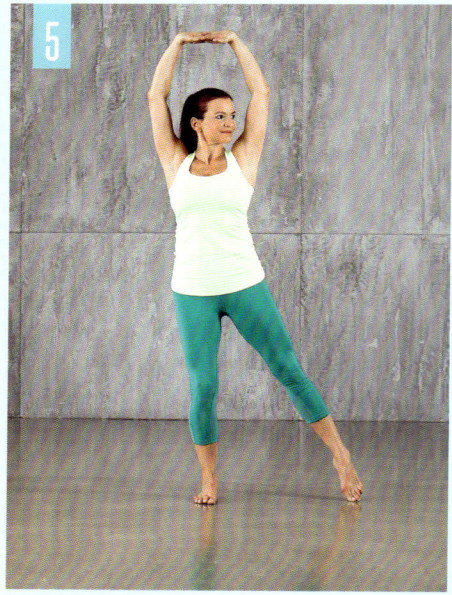

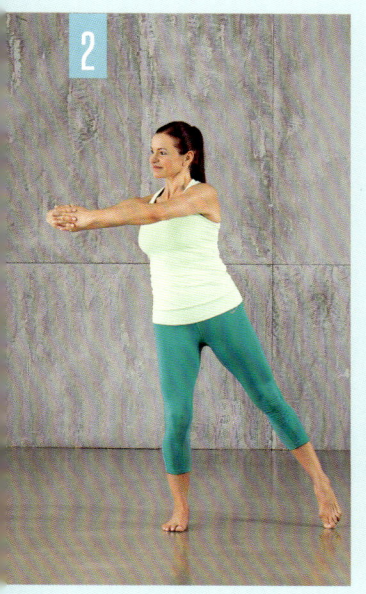

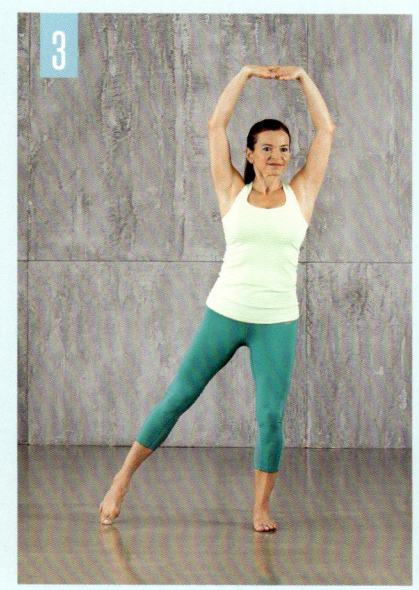

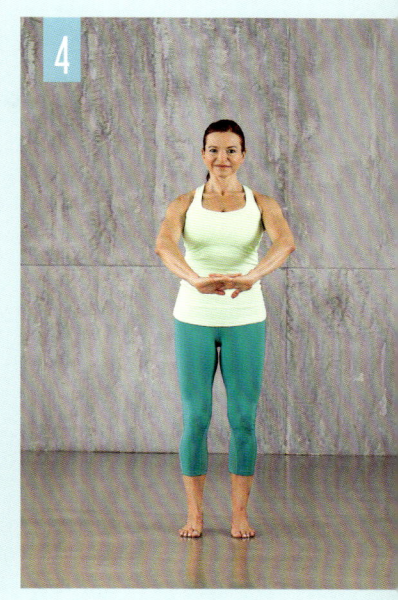

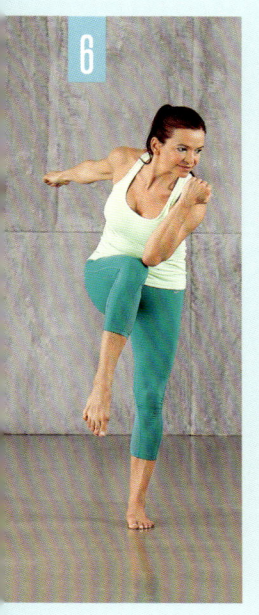

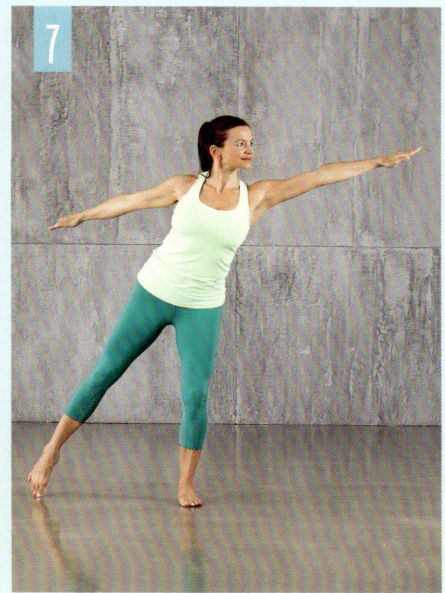

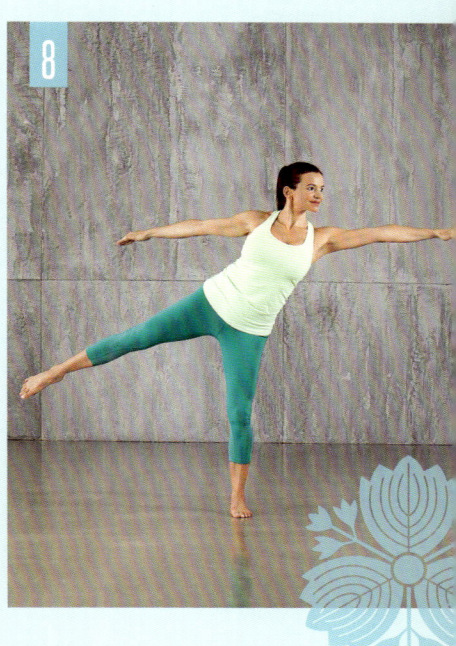

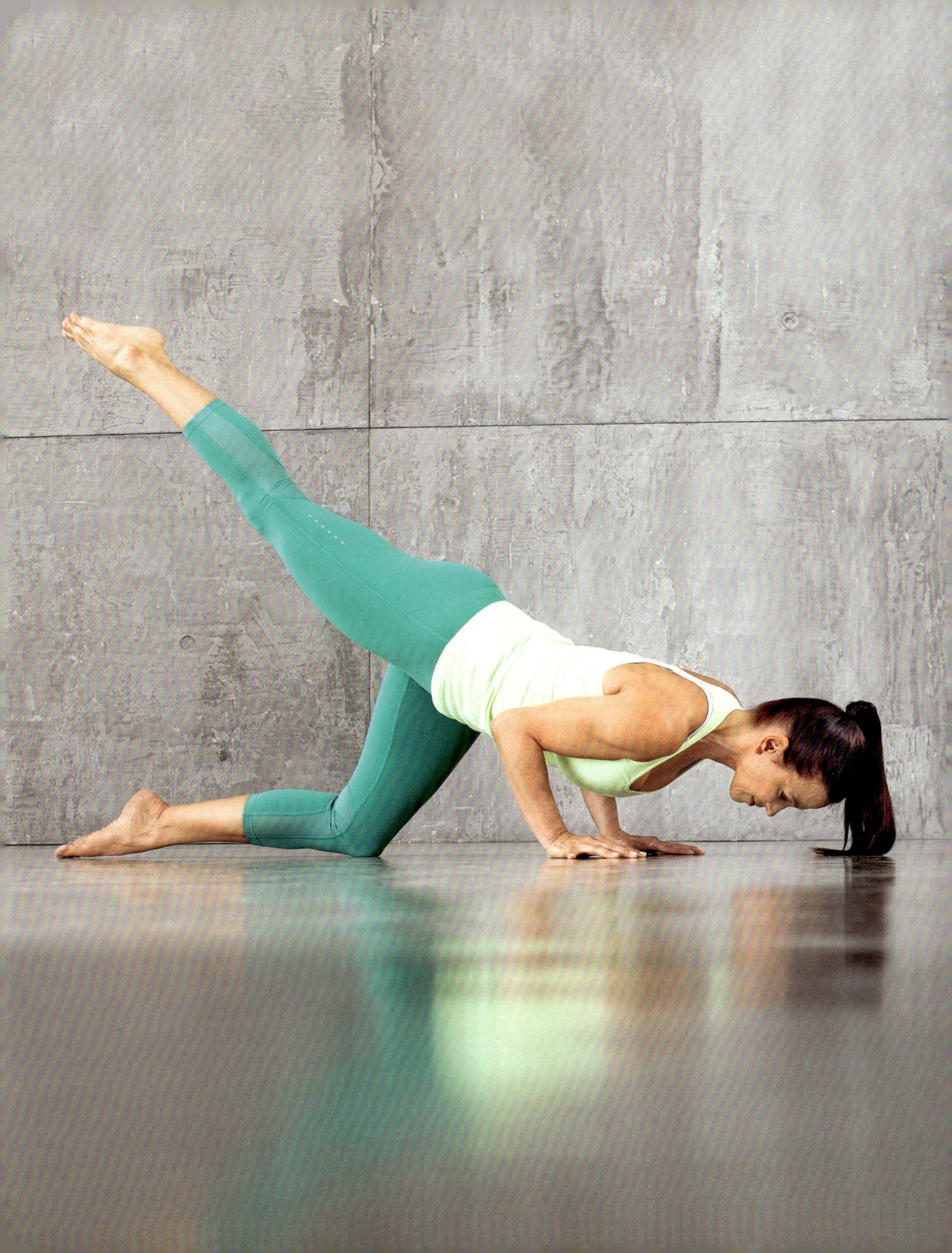

LEVEL 1

Auch im ersten Level wird es bereits Herausforderungen geben! Manche Übungen werden leichter fallen, manche bleiben
für mehrere Wochen extrem anstrengend. Auch wenn die volle
Wiederholungsanzahl nicht gleich geschafft wird: Jede einzelne
Wiederholung zählt und bringt eine Verbesserung!

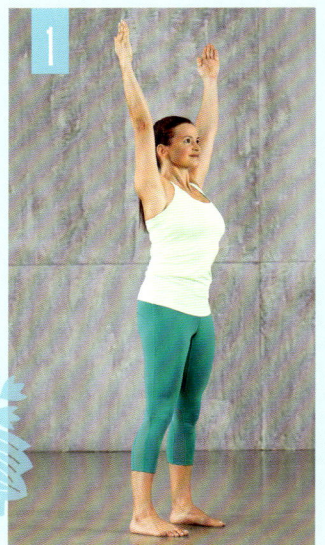

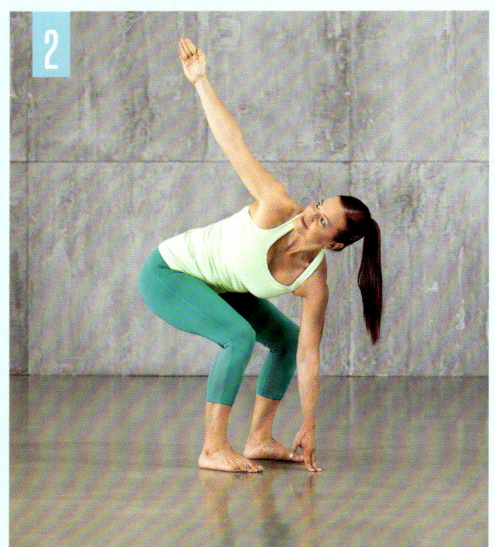

Squat mit Rotation

Ausgangsposition

1 Mit beiden Füßen hüftbreit und parallel auf dem Boden stehen, die Arme dabei nach oben ausstrecken. Der ganze Körper ist lang und stabil.

Bewegung

2 Beide Beine zu einer tiefen Kniebeuge beugen, dabei rotiert die linke Hand zum rechten Fuß. Den Körper wieder bis zur Ausgangsposition aufrichten, um dann zur anderen Seite zu rotieren. Die Beine bleiben dabei immer parallel und die Knie hinter den Fußspitzen. 10 Wiederholungen zu jeder Seite durchführen.

WICHTIG

▶ Die Knie dürfen auf keinen Fall nach innen kippen, deshalb das Gewicht immer auf beiden Fersen gleichmäßig verteilt lassen.

▶ Die Bewegung nach unten muss aus der Bein- und Pomuskulatur kommen, der Oberkörper geht nur mit und wird von der Bauchspannung unterstützt.

Variation

▶ Wenn die Übung zu schwierig ist, kann der Bewegungsumfang nach unten auch eingeschränkt werden und die Hand nur bis zur Mitte des Schienbeins oder an das Knie geführt werden.

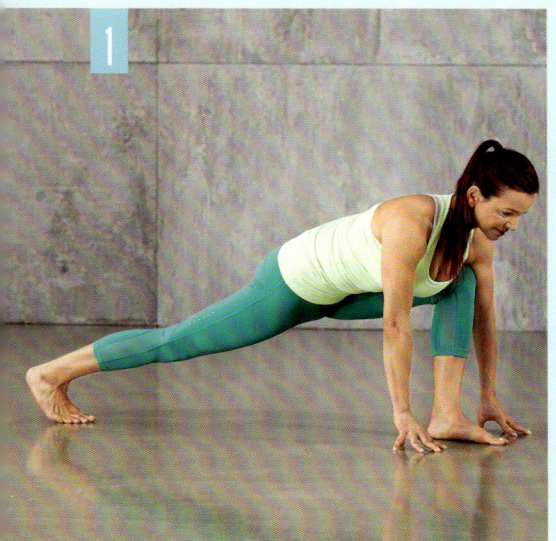

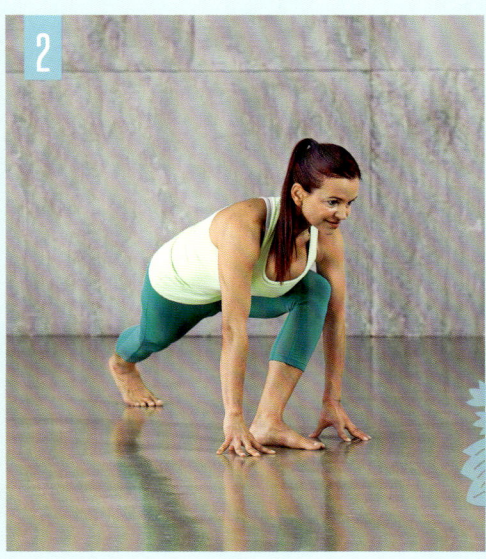

Crossed Legs

Ausgangsposition

1 Der linke Fuß steht zwischen beiden Händen, das rechte Bein ist weit nach hinten ausgestreckt. Das Gewicht ist auf der linken Ferse und in der linken Poseite zu spüren.

Bewegung

2 Das rechte Bein nach links bewegen, sodass die Beine über Kreuz sind, und wieder in die Ausgangsposition zurück. Dabei bleibt das Gewicht hauptsächlich auf dem linken Bein und der linken Pobacke. Nach 20 Wiederholungen die Seite wechseln.

WICHTIG

▶ Das vordere Knie bleibt immer hinter der Fußspitze.

▶ Das ganze Gewicht wirklich auf die vordere Ferse bringen, sodass es deutlich in der Pobacke zu spüren ist, weniger im Oberschenkel. Es besteht kein Druck auf den Händen – die Fingerspitzen befinden sich nur für die Balance auf dem Boden.

▶ Der Bauchnabel zieht zur Wirbelsäule, sodass der Oberkörper stabil bleibt.

▶ Die hintere Ferse bleibt immer in der Luft, ohne sich seitlich zu verdrehen. Der Bewegungsumfang kann zu Beginn sehr klein und flach sein, mit mehr Übung wird das hintere Bein immer höher kommen und auch weiter zur Seite.

Variation

▶ Falls die Übung noch sehr schwerfällt, können die Hände auf einer Erhöhung positioniert werden, zum Beispiel auf einem Stuhl.

Trizeps Push-up

Ausgangsposition

 Auf Händen und Knien das rechte Bein nach hinten ausgestreckt anheben. Die Hände sind etwas enger als schulterbreit auf dem Boden, dabei auch etwas mehr unter dem Brustkorb positioniert. Der Rücken ist lang gezogen, hängt aber nicht durch. Der Kopf befindet sich in Verlängerung des Rückens.

Bewegung

2 Die Ellbogen eng am Körper nach hinten beugen, dabei das rechte Bein nach oben anheben, ohne dass Bauch und Rücken an Spannung verlieren. Zur Ausgangsposition zurückkehren und nach 10 Wiederholungen das Bein wechseln.

WICHTIG

▶ Die Brust ist in der unteren Position zwischen den Händen, das heißt, die Bewegung des Oberkörpers muss nicht nur nach unten, sondern auch nach vorne gehen.

▶ Um den Trizeps zu trainieren, müssen die Ellbogen eng am Körper anliegen und nach hinten ausgerichtet sein. Den Bewegungsumfang lieber etwas kleiner ausführen, dafür aber perfekt.

▶ Die Schulterblätter müssen auseinanderfließen, sodass keine Mulde dazwischen entsteht (siehe Bild unten).

Variation

▶ Um die Übung etwas zu erleichtern, können beide Füße auf dem Boden bleiben und die Knie näher an die Hände positioniert werden.

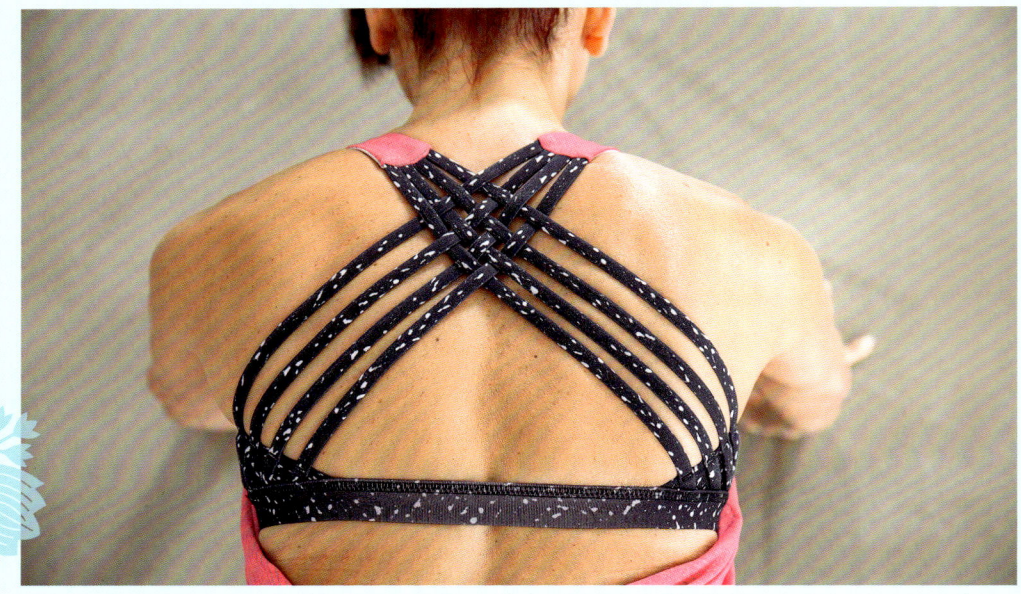

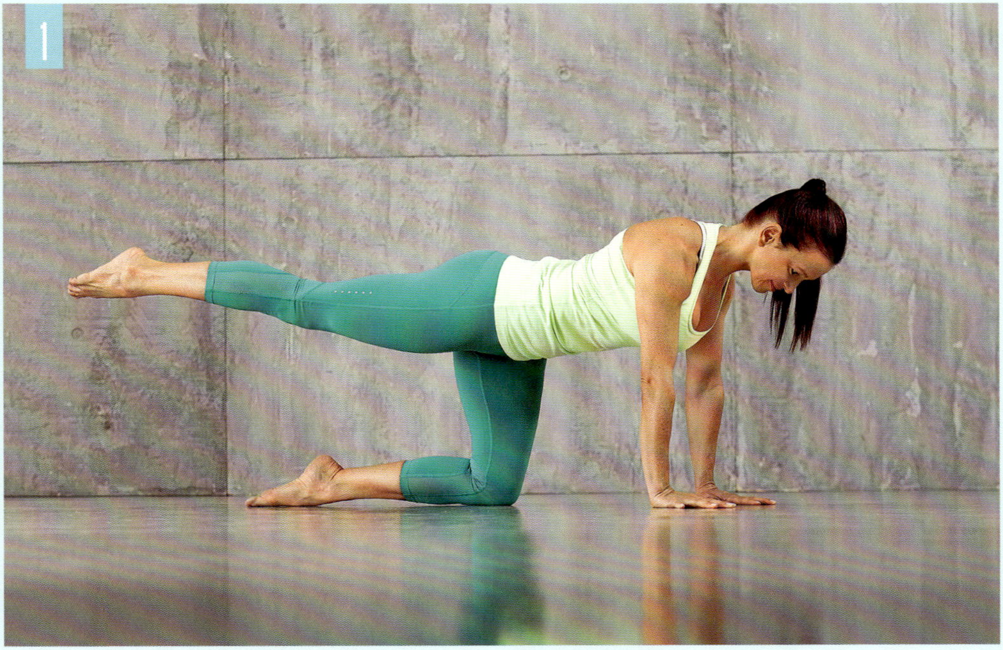

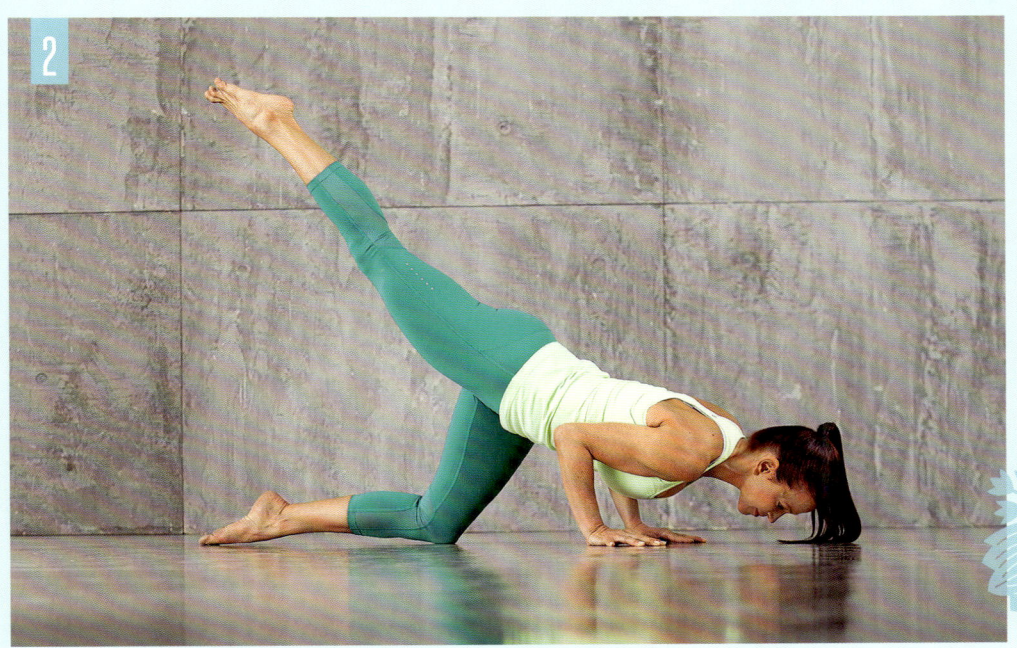

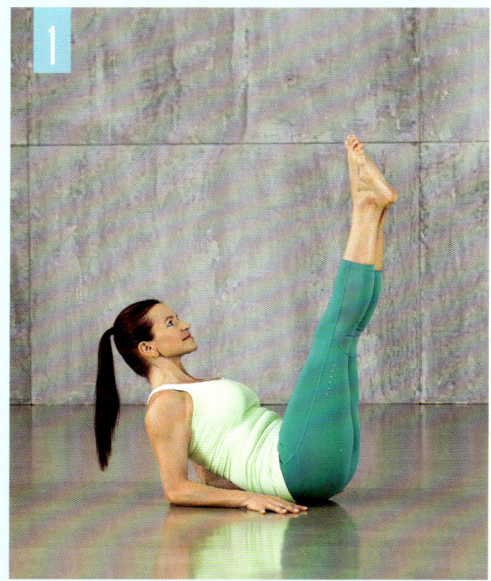

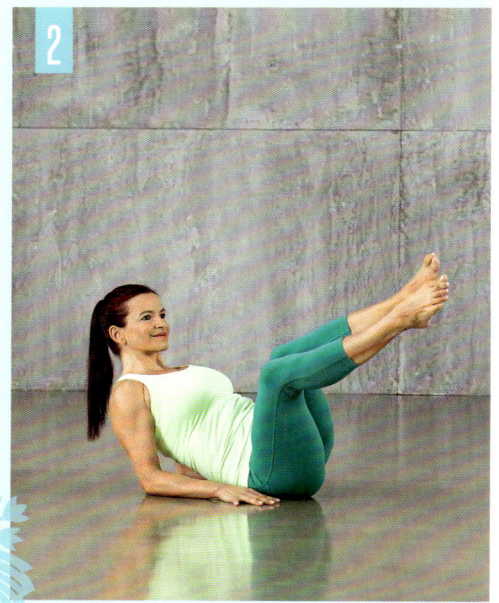

Can-Can

Ausgangsposition

1 Im Sitzen die Unterarme auf dem Boden ablegen und den unteren Rücken gegen den Boden drücken. Beide Beine nach oben strecken, ohne die Rückenposition zu verändern. Die Schultern bleiben von den Ohren weggezogen und das Brustbein leicht angehoben.

Bewegung

2 Die Beine leicht anwinkeln und dabei nach rechts bewegen, ohne dass sich die Unterarme vom Boden lösen. Die linke Hüfte darf sich leicht lösen, dabei muss der Bauch seine Spannung beibehalten. Die Beine zur Mitte zurückführen und dabei strecken, dann zur linken Seite bewegen. 10 Wiederholungen zu jeder Seite ausführen.

WICHTIG

▶   Darauf achten, in der Brustwirbelsäule nicht zusammenzufallen. Der Bauch muss nach innen gezogen und gleichzeitig der untere Rücken eingerollt werden, aber trotzdem müssen die Schultern von den Ohren weg und das Brustbein angehoben bleiben. Die Bauchdecke während der Übung beobachten: Sie muss immer gleichmäßig nach innen gezogen sein.

Variation

▶   Falls die Beine in der mittleren Position nicht gestreckt werden können, bleiben sie einfach leicht gebeugt. Wenn die Übung zu leicht ist, werden sie dagegen immer gestreckt gehalten.

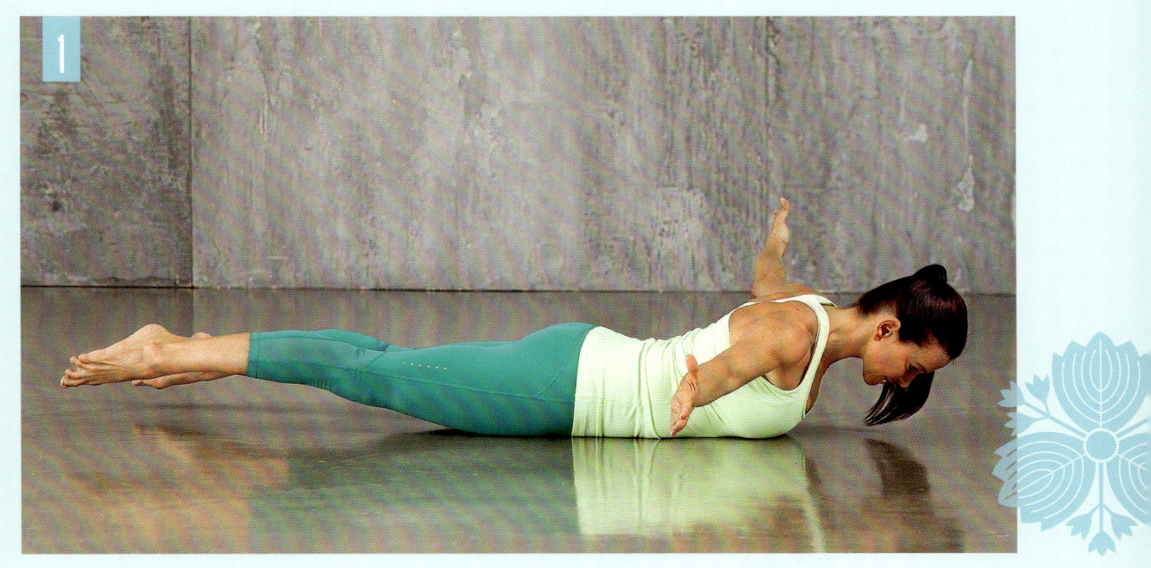

Swimming mit Arm Circles

Ausgangsposition

1 In Bauchlage beide Arme zur Seite ausstrecken, die Daumen zeigen dabei nach oben.
Mit Bauchspannung wird der Oberkörper ganz
leicht angehoben, der Kopf bleibt in Verlängerung der Wirbelsäule. Das Schambein gegen
den Boden drücken und die gestreckten Beine
leicht anheben.

Bewegung

Die Arme kreisen abwechselnd 10-mal nach
hinten und 10-mal nach vorne. Dabei bleiben
die Schultern von den Ohren weggezogen und
der restliche Körper ruhig.

WICHTIG

▶ Bauch und Beckenboden müssen angespannt werden, um dem Rücken Stabilität zu
geben.

▶ Der untere Rücken muss sich lang anfühlen
und nicht zusammengestaucht. Der Kopf bleibt
in Verlängerung des Rückens, ohne den Nacken
zu überstrecken, deshalb ist der Blick nach
unten gerichtet.

Variation

▶ Bei Nacken- und Rückenproblemen ein
gefaltetes Handtuch unter die Stirn legen.

▶ Falls die Übung für den Rücken unangenehm ist, können beide Beine auf dem Boden
abgelegt werden.

Side Half Circles

Ausgangsposition

 Auf die linke Seite legen, der linke Ellbogen ist auf dem Boden, beide Hände sind am Kopf. Die Beine liegen leicht diagonal nach vorne ausgerichtet, das untere Bein ist leicht angewinkelt. Der gesamte Körper hat Spannung und hängt in der Taille nicht durch. Die Schultern nach unten ziehen und den Kopf in der Verlängerung der Wirbelsäule halten, dabei den Bauch nach innen ziehen und die Hüfte gerade lassen, sodass die Hüftknochen direkt übereinander stehen.

Bewegung

2 Das obere Bein beschreibt einen Halbkreis und tippt dabei vor und hinter dem unteren Bein auf den Boden. Während der Bewegung bleibt der Oberkörper komplett ruhig und stabil. Nach 20 Wiederholungen auf die rechte Seite wechseln.

Info: Die Größe der Bewegung ist zu Beginn nicht so wichtig. Viel wichtiger ist die Stabilisation des Rumpfes und des Beckens. Wenn die Taille plötzlich einsinkt oder sich der Rücken mitbewegt, muss die Bewegung kleiner gemacht werden.

WICHTIG

▶ Die Bewegung des oberen Beines geht so weit nach hinten, bis die obere Hüfte sich streckt, ohne den Rücken ins Hohlkreuz zu bringen. Dafür den Bauch maximal anspannen und gleichzeitig den Rücken lang ziehen.

▶ Beim Tippen nach vorne bleibt das Bein maximal gestreckt und der Rücken stabil, ohne sich zu runden. Der Kopf ist mit der Wirbelsäule beständig in einer Linie und möglichst entspannt auf der Hand abgelegt. Der obere Ellbogen darf nicht nach vorne absinken, sondern zeigt nach oben zur Decke.

Variation

▶ Wenn sich die Position sehr instabil anfühlt, können die Finger der oberen Hand auch vor dem Körper balancieren oder der Kopf mit dem Arm komplett abgelegt werden. Nach und nach kann dann immer mehr mit der Körpermitte stabilisiert werden und weniger mit der Hand.

1

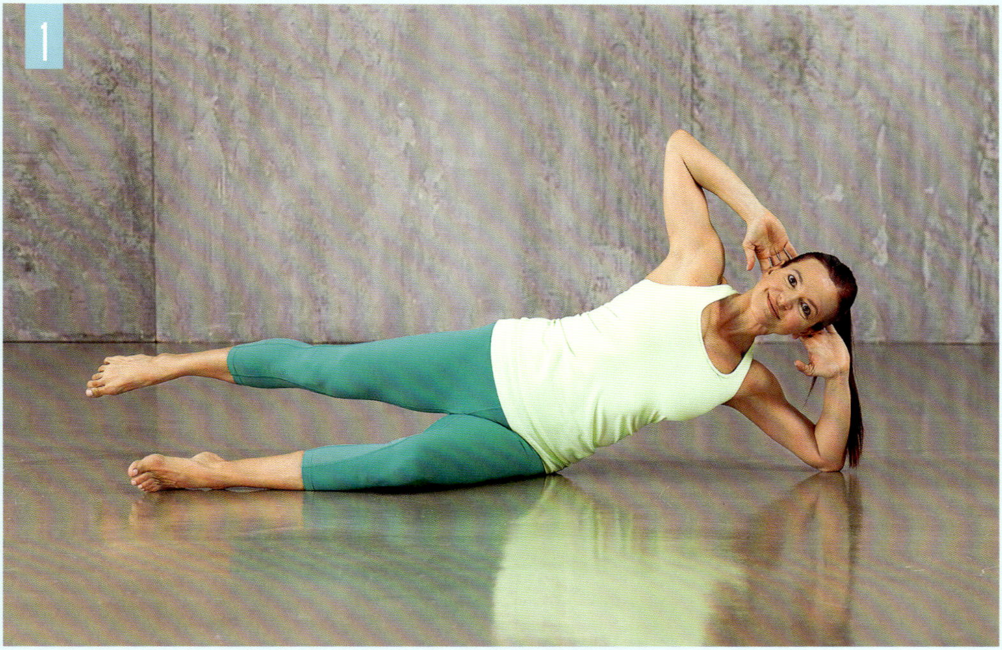

2

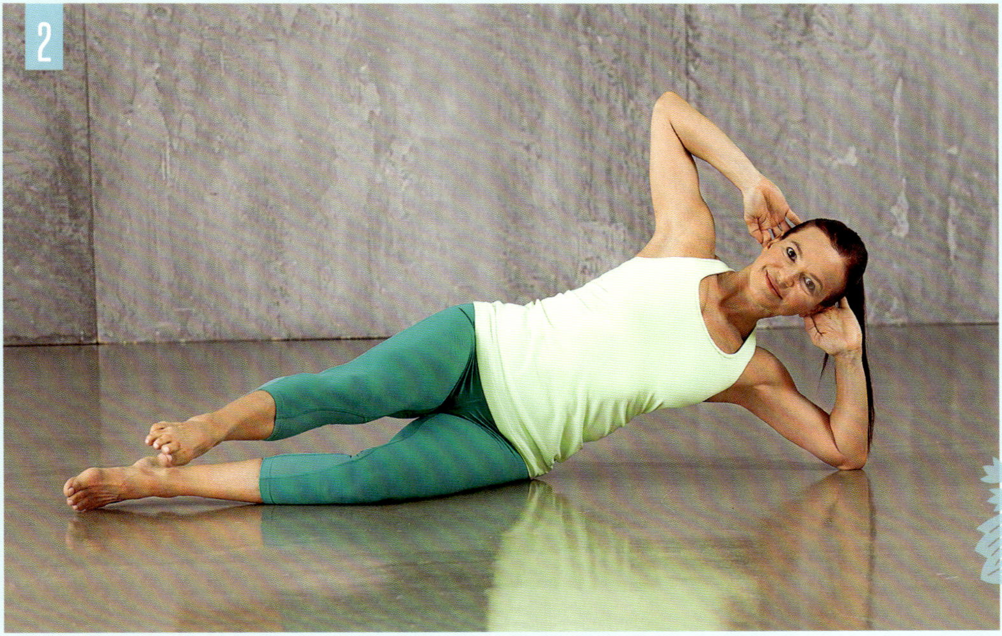

Kick Back

Ausgangsposition

Auf Hände und Knie kommen, sodass die Arme unter den Schultern positioniert sind und die Knie unter der Hüfte. Dabei darauf achten, dass sich die Schultern über den Handgelenken befinden und nicht dahinter. Den Bauch nach innen ziehen, um dem Rücken Länge zu geben, ohne durchzuhängen. Den Kopf in der Verlängerung der Wirbelsäule halten. Beide Knie vom Boden lösen und ungefähr 10 Zentimeter über dem Boden schweben lassen. Dabei sind die Knie immer noch unter der Hüfte und die Schultern über den Handgelenken.

Bewegung

 + Das rechte Bein mit der Ferse nach hinten in die Streckung schieben und wieder zurück in die Ausgangsposition bringen, ohne die Knie auf dem Boden abzusetzen. Die Bewegung mit dem rechten Bein 15-mal wiederholen und dann zum linken Bein wechseln. Dabei bleibt der Oberkörper komplett ruhig und auch das Becken stabil.

WICHTIG

▶ Zwischen den Schulterblättern darf keine Mulde entstehen, das heißt, die Schulterblätter müssen zwar von den Ohren weggezogen werden, aber nicht zur Wirbelsäule hin. Die Hände befinden sich dabei direkt unter den Schultern. Die Muskulatur um die Schultern und Schulterblätter wird dadurch aktiviert und entlastet das Schultergelenk.

▶ Der Bauch muss nach innen gezogen werden, um dem Körper Stabilität und Ruhe zu geben. Der untere Rücken darf nicht durchhängen, sondern muss durch die Bauchspannung gehalten werden.

Variation

▶ Bei Problemen mit den Handgelenken können die Unterarme auf dem Boden abgelegt werden. Dabei befinden sich die Ellbogen unter den Schultern und die Unterarme sind parallel und schulterbreit positioniert. Der Kopf bleibt in Verlängerung der Wirbelsäule. Diese Variation macht die Übung nicht weniger anstrengend, sondern ist lediglich eine Entlastung für die Handgelenke.

▶ Falls die Übung noch zu schwierig ist, kann ein Teil der Wiederholungen mit einem Knie am Boden durchgeführt werden.

▶ Je tiefer das haltende Knie über dem Boden schwebt, umso schwieriger wird die Übung.

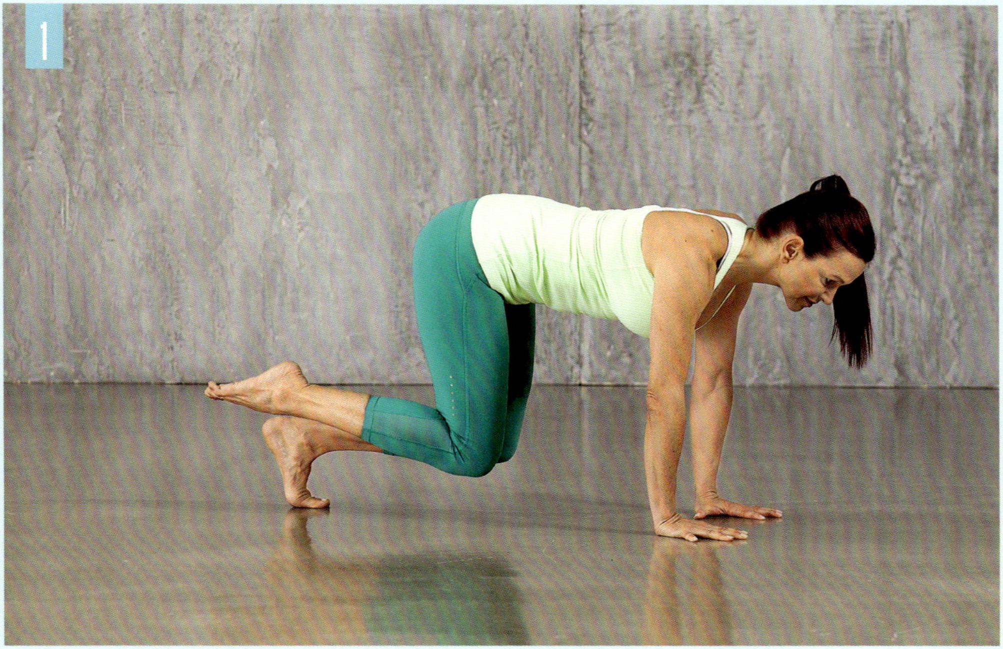

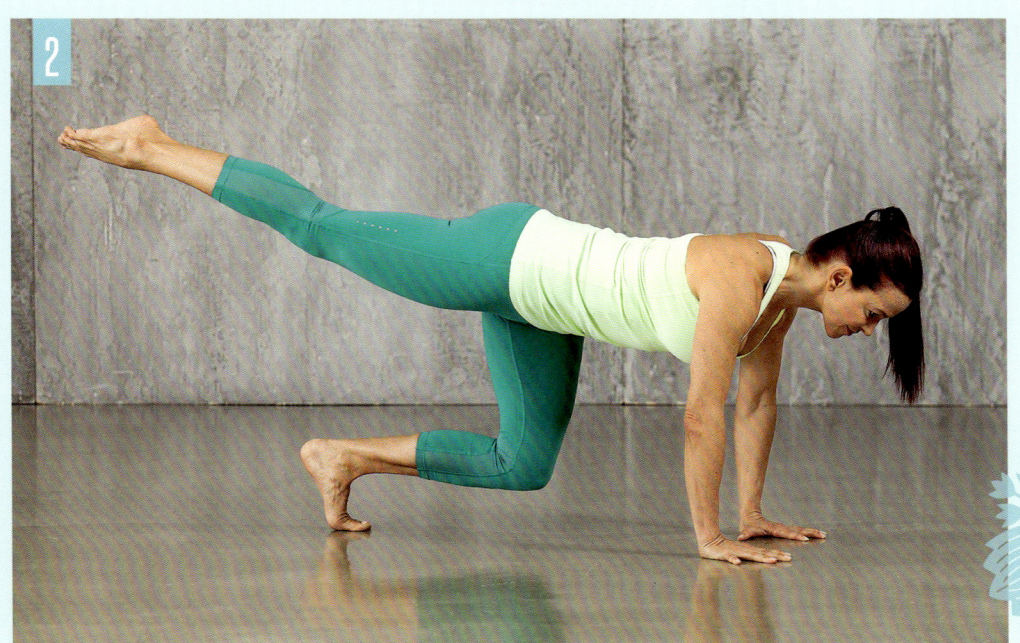

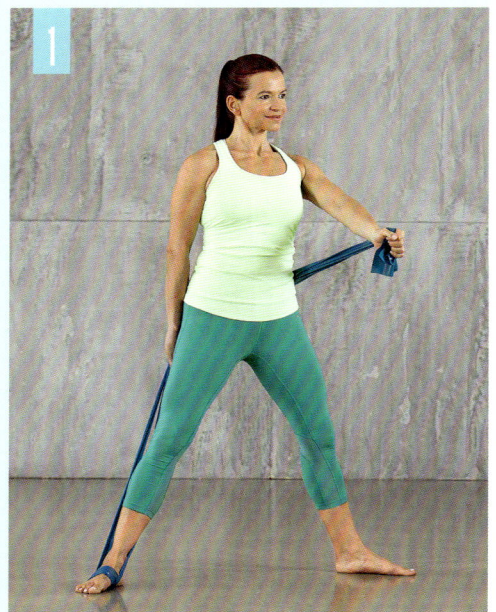

Großes Plié mit Butterfly

Ausgangsposition

Die Beine stehen in einer weiten Grätsche, dabei zeigen die Füße nach außen, ebenso die Knie. Das Band ist um den rechten Fuß gewickelt und wird hinter dem Körper entlanggeführt und mit der linken Hand gehalten. Beide Bandseiten sind ungefähr gleich lang, die rechte Hand kann das Band unterstützen, dabei muss das Band immer Spannung haben.

Bewegung

Beim Beugen der Beine bewegt sich der linke Arm zur Seite, beim Strecken der Beine nach vorne. Dabei bleibt der Arm immer lang, ohne zu überstrecken. Die Schulter bleibt nach hinten und unten gezogen, der Oberkörper aufgerichtet und lang. Nach 20 Wiederholungen die Seite wechseln.

WICHTIG

▶ Die Knie müssen immer nach außen geschoben werden, in Richtung des zweiten Zehs. Der Oberkörper darf sich beim Beugen der Beine nicht nach vorne neigen, deshalb ist es wichtig, während der Übung den Bauch nach innen zu ziehen, den Rücken lang zu machen und gleichzeitig die Schultern von den Ohren wegzuziehen.

Variation

▶ Um die Balance mehr zu fordern, kann der Fuß ohne Band mit der Ferse vom Boden gelöst werden.

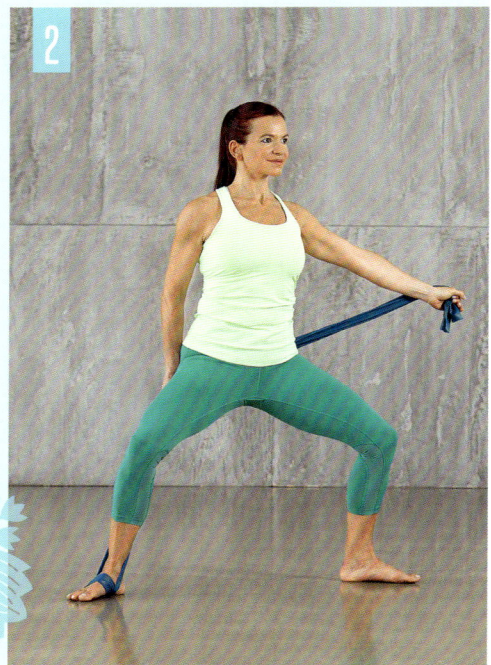

Lunge mit Trizeps

Ausgangsposition

Das Band mehrmals um den rechten Fuß wickeln, dann das rechte Bein in einem großen Ausfallschritt nach hinten aufsetzen, dabei bleibt die Ferse abgehoben. Die rechte Hand hält das Band oben fest, die linke Hand fixiert das Band hinter dem Rücken. Beide Beine sind gebeugt und stehen parallel. Den Rücken lang und aufrecht halten, beide Hüftknochen nach vorne schieben und den Bauch dabei nach hinten ziehen.

Bewegung

Beide Beine strecken und gleichzeitig auch den rechten Arm. Danach wieder in die Ausgangsposition mit gebeugten Beinen und Armen zurückkommen. Die Übung 20-mal wiederholen und dann zur anderen Seite wechseln.

WICHTIG

▶ Die hintere Ferse ist immer vom Boden gelöst und darf nicht verdreht werden, da sich sonst die Ausrichtung der Knie und der Hüfte ändert. Das vordere Knie bewegt sich nur oberhalb des Knöchels, es bleibt immer hinter der Fußspitze. Ganz bewusst den Bauch nach innen ziehen, dann fällt die Ausrichtung des Beckens und des Oberkörpers viel leichter. Der Oberarm bleibt immer neben dem Ohr.

Variation

▶ Falls beide Bewegungen zusammen zu Beginn noch zu schwierig sind, können sie auch getrennt voneinander durchgeführt werden.

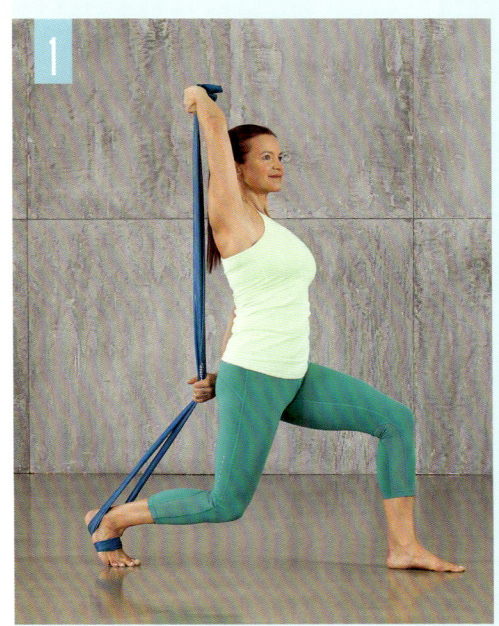

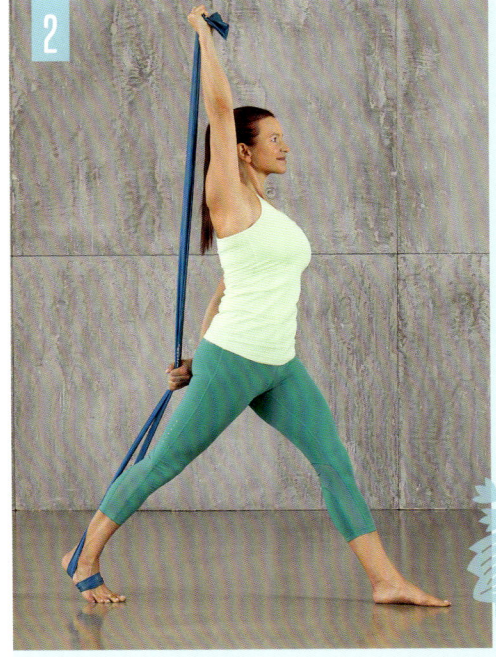

Roll up and down mit Butterfly inverse

Ausgangsposition

Im Sitzen das Band 2-mal oberhalb der Knie um die Beine wickeln, sodass die Enden des Bandes oberhalb der Knie seitlich nach außen gezogen und dort mit den Händen festgehalten werden können. Die Beine sind hüftbreit geöffnet und angewinkelt, die Arme zur Seite ausgestreckt. Das Gewicht ist dabei hinter den Sitzbeinhöckern auf dem Boden. Damit ist das Becken leicht eingerollt, das heißt, der unterste Bereich des Rückens ist leicht gerundet.

Bewegung

1 Die Arme nach vorne strecken, sodass der Zug des Bandes die Bewegung unterstützen kann. Dann den Rücken Wirbel für Wirbel nach unten abrollen bis an den untersten Bereich der Schulterblätter. Kopf, Hals und Schultern bleiben vom Boden weg, der Rücken wird dabei gerundet.

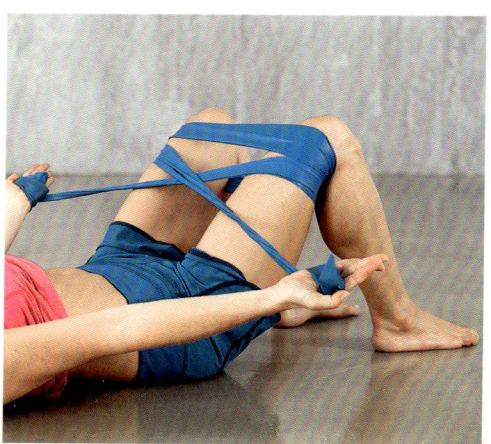

2 Genauso gleichmäßig und langsam wieder nach oben zur Ausgangsposition hinter den Sitzbeinhöckern aufrollen, dabei die Arme nach außen öffnen. 20 Wiederholungen langsam und gleichmäßig ausführen.

WICHTIG

▶ Die Übung lieber etwas langsamer ausführen, damit die Tiefenmuskulatur zwischen den Wirbeln auch wirklich angesprochen werden kann. Zu Beginn kann es auch sein, dass der Bewegungsumfang noch nicht bis nach unten ausgedehnt werden kann. Wichtiger als Geschwindigkeit oder Bewegungsumfang ist die Kontrolle, das heißt, das Schambein muss immer nach oben gezogen werden und der Nabel zur Wirbelsäule.

▶ Das Wickeln des Bandes ist für Einsteiger manchmal schwierig. Unbedingt darauf achten, dass beide Seiten des Bandes gleich lang sind, um auch gleich viel Zug ausüben zu können. Wie auf dem **Detailbild** zu sehen ist, sollte das Band möglichst glatt über den Beinen liegen und nicht einschneiden. Die Daumen zeigen beim Roll up and down mit Butterfly inverse allerdings nach oben; das Band wird gerade und nicht über Kreuz geführt.

Variation

▶ Um die Übung zu erleichtern, kann die Armbewegung weggelassen werden, sodass die Arme das Band nur nach vorne halten und damit den Oberkörper in seiner Bewegung unterstützen.

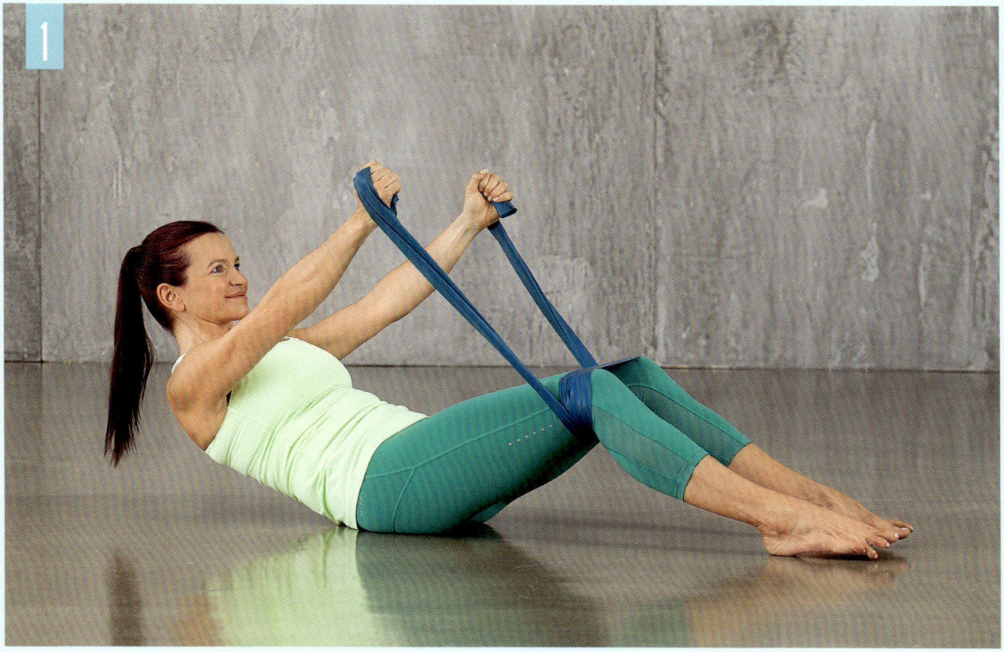

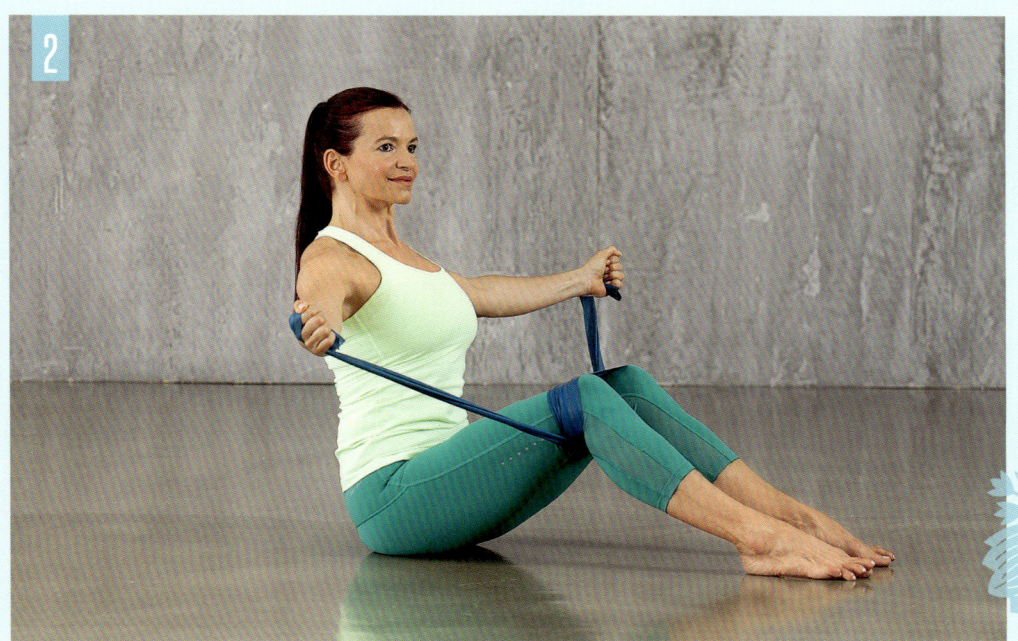

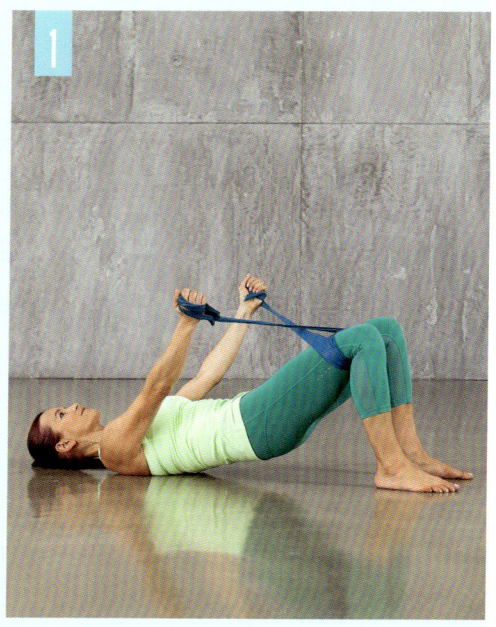

Bridge mit Butterfly inverse

Ausgangsposition

1 Das Band wird 2-mal oberhalb der Knie um die Beine gewickelt, sodass es über den Oberschenkeln über Kreuz von den Händen gefasst werden kann (siehe **Detailbild** Seite 46). Die Beine sind in der Rückenlage hüftbreit aufgestellt, der Po schwebt knapp über dem Boden. Die Arme halten das Band unter Spannung nach oben.

Bewegung

2 Mit dem Anheben des Pos öffnen sich die Knie leicht und die Arme ziehen das Band nach außen. Mit dem Absenken des Pos wieder zurück in die Ausgangsposition knapp über dem Boden kommen. Die Übung 20-mal wiederholen.

WICHTIG

▶ Der Brustbereich muss entspannt auf dem Boden liegen bleiben, die Bewegung findet nur im Becken und im unteren Bereich des Körpers statt, als ob ein kleines Gewicht während der Übung auf dem Brustbein liegt.

Variante

▶ Falls die beiden Bewegungen zusammen noch zu schwierig sind, können sie auch einzeln und hintereinander ausgeführt werden. Zunächst nur das Becken heben und senken, dabei die Knie auseinanderdrücken. Der zweite Teil findet dann mit angehobenem Becken statt, die Arme bewegen sich dabei auf und zu.

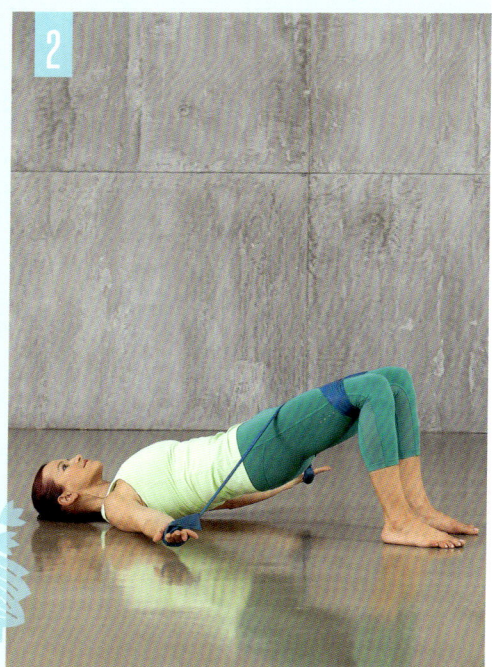

Pendel

Ausgangsposition

In der Rückenlage das Band mehrmals um die Füße wickeln und mit beiden Händen fest auf dem Boden fixieren. Die Beine sind leicht gebeugt, der Rücken liegt auf dem Boden auf, ohne in die Matte bzw. Auflagefläche gepresst zu werden.

Bewegung

Die angewinkelten Beine anheben und so weit zur Seite pendeln lassen, wie beide Schultern auf dem Boden liegen bleiben können, eine Hüfte wird dabei mit angehoben. Die Beine zur Mitte zurückbewegen und genauso zur anderen Seite pendeln. Zu jeder Seite 10-mal pendeln.

WICHTIG

▶ Der Rücken bleibt immer lang, das heißt, der Bauchnabel muss nach hinten gezogen werden, ohne dass sich die Wirbelsäule dabei rundet. Die Bewegung zur Seite kann so weit gemacht werden, wie beide Schultern stabil und fest auf dem Boden bleiben.

▶ Die Übung soll in beide Richtungen ohne Schwung ausgeführt werden, um die Kontrolle über den Rücken und den Bauch zu behalten.

Variation

▶ Der Bewegungsumfang kann jederzeit verkleinert werden.

▶ Falls die Übung zu leicht ist, können die Beine gestreckt bleiben.

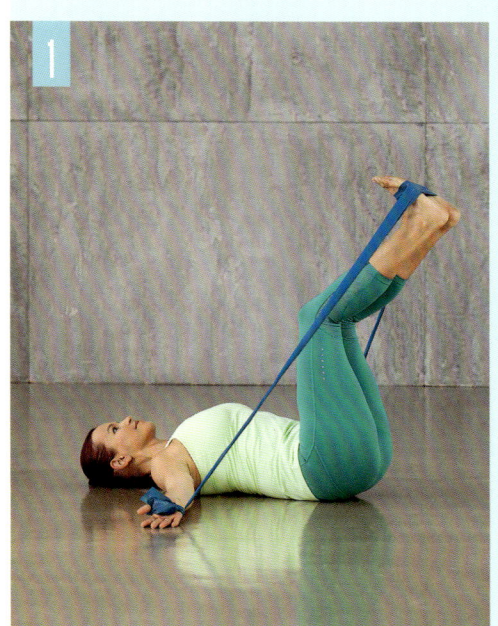

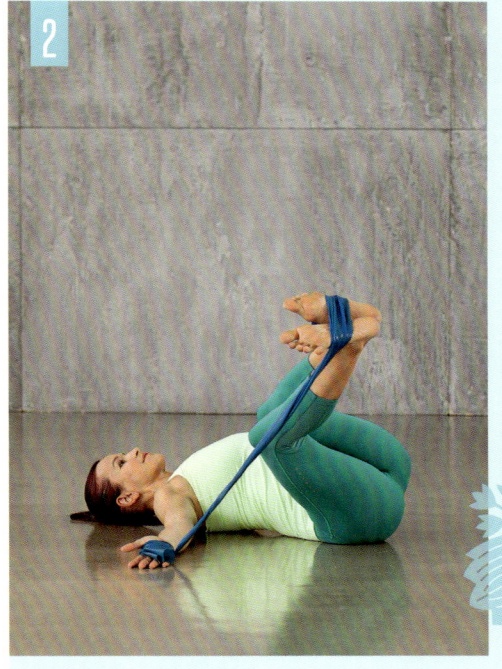

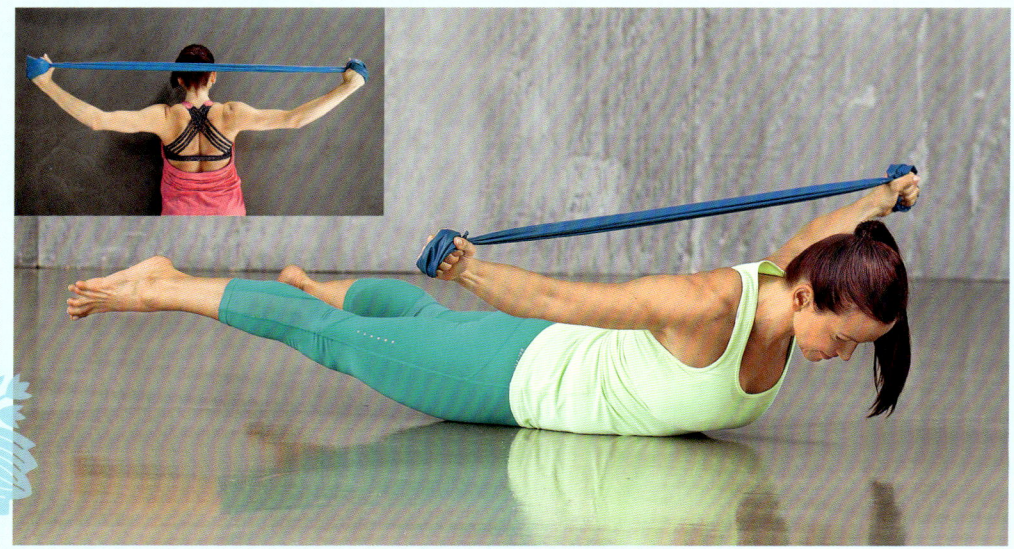

Swimming mit Latissimuszug

Ausgangsposition

In der Bauchlage das Band doppelt mit den Händen greifen, sodass ein guter Zug am Band spürbar ist. Den Bauch nach innen ziehen, den Brustkorb leicht anheben und den Kopf in Verlängerung der Wirbelsäule bringen. Die Arme möglichst lang nach vorne ausstrecken, ohne die Schultern nach oben zu ziehen.

Bewegung

Die gebeugten Arme ziehen das Band nach hinten-unten, dabei hebt sich der Rumpf mit an. Beim Senken des Rumpfes die Arme wieder nach vorne ausstrecken. Darauf achten, dass das Band während der Bewegung immer unter Spannung bleibt.

WICHTIG

▶ Der Rücken darf sich nie komprimiert anfühlen, deshalb muss der Bauch unbedingt vom Boden weg zum Rücken hin gezogen und das Schambein nach unten gedrückt werden.

▶ Falls die Arme sich nicht ganz strecken lassen, können sie leicht gebeugt bleiben. Wichtiger ist die Ausrichtung der Schultern von den Ohren weg.

Variation

▶ Wenn sich die Übung im unteren Rücken unangenehm anfühlt, können beide Beine gestreckt auf dem Boden abgelegt werden. Bei Problemen mit dem Nacken oder dem Rücken kann ein gefaltetes Handtuch unter die Stirn gelegt werden und der Kopf mit dem Oberkörper einfach ruhig abgelegt bleiben.

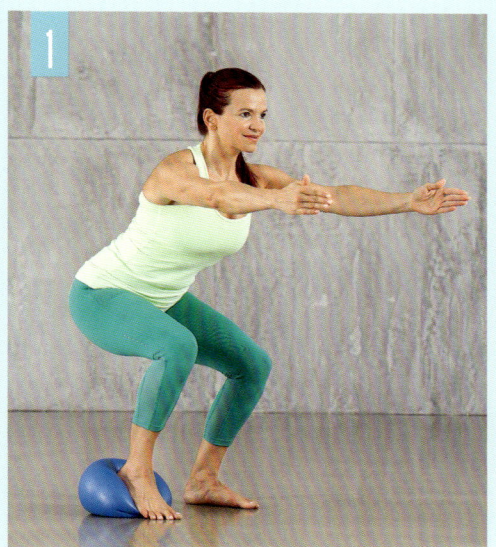
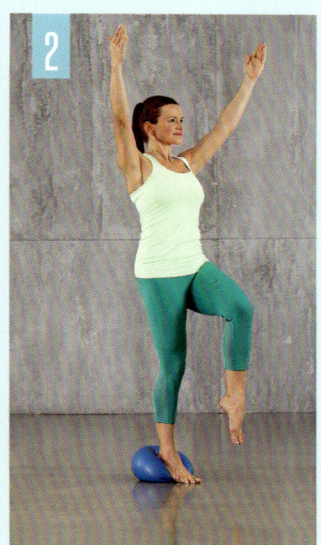

Squat mit Balance

Ausgangsposition

Die rechte Ferse auf den Ball stellen, sodass nur noch die Zehen und der Ballen auf dem Boden sind. Die Beine sind hüftbreit geöffnet und parallel, die Knie zeigen zum zweiten Zeh.

Bewegung

1 + **2** Beide Beine beugen, dabei schwingen die Arme nach vorne. Beim Strecken der Beine das linke Knie anheben und beide Arme nach oben strecken. Die Balance kurz halten und dann den linken Fuß wieder in die Ausgangsposition zurücksetzen. Die Übung 20-mal wiederholen und dann zur anderen Seite wechseln.

WICHTIG

▶ Um die Balance im Stehen gut halten zu können, muss der Rücken lang gezogen werden und der Bauch angespannt bleiben.

▶ Beim Aufsetzen des Fußes unbedingt die Ausrichtung des Knies beobachten: Es darf auf keinen Fall nach innen ausweichen. Deshalb die Übung langsam und kontrolliert ausführen.

Variation

▶ Wenn die Balance noch sehr schwerfällt, kann der Fuß auch nur wenige Zentimeter angehoben werden.

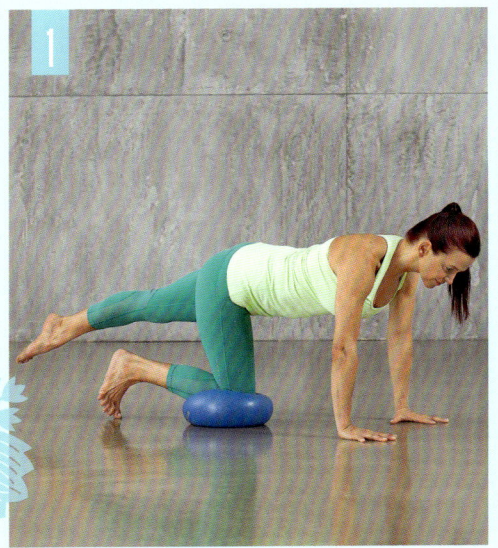

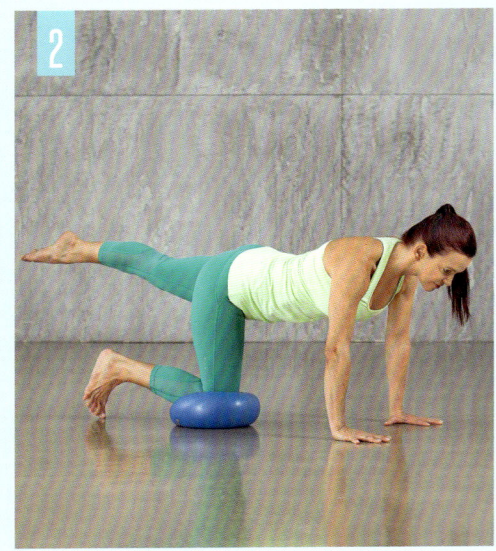

All Fours Balance

Ausgangsposition

1 Den Ball unter das rechte Knie positionieren, das linke Bein ist nach hinten ausgestreckt. Die Arme stützen direkt unter den Schultern, die Knie befinden sich unter der Hüfte. Der Rücken ist lang gezogen, ohne sich zu runden oder nach unten durchzuhängen. Der Kopf bildet die Verlängerung des Rückens.

Bewegung

2 Das gestreckte rechte Bein ohne Bodenkontakt heben und senken. Dabei bleibt der untere Rücken ruhig und die Hüfte parallel zum Boden. Nach 20 Wiederholungen die Seite wechseln.

WICHTIG

▶ Das Brustbein nicht nach unten durchhängen lassen. Die Schulterblätter müssen eine Fläche bilden, es darf dazwischen keine Mulde entstehen.

▶ Das Knie auf dem Ball würde gerne nach hinten ausweichen, es soll aber unter der Hüfte bleiben.

Variation

▶ Wenn die Übung zu leicht ist, kann der rechte Fuß auch vom Boden abgehoben werden.

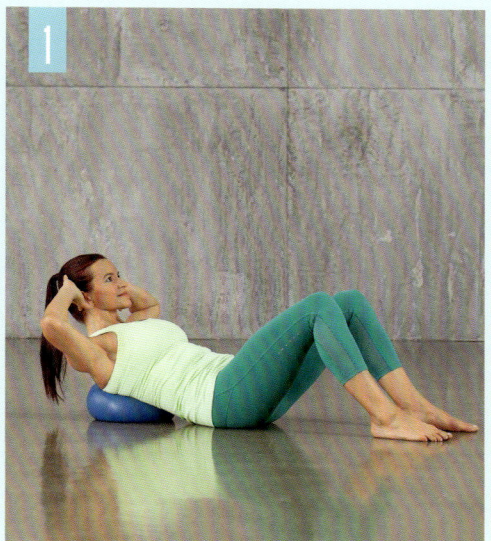

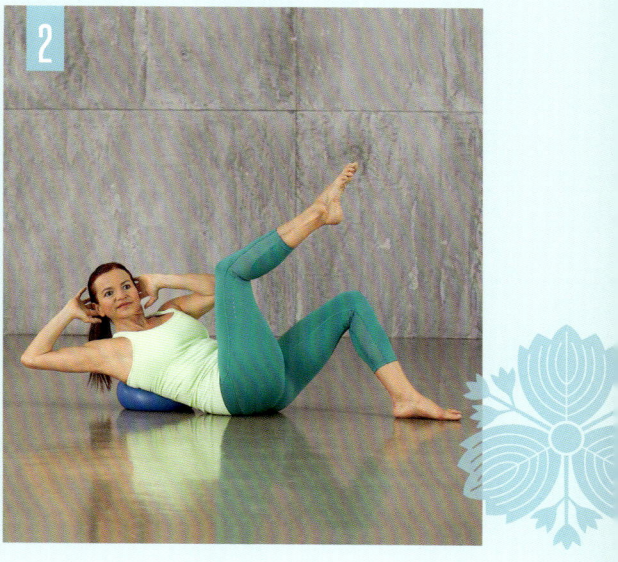

Criss Cross

Ausgangsposition

1 Den Ball im Liegen zwischen die Schulterblätter positionieren und beide Füße hüftbreit auf den Boden aufsetzen. Die Hände hinter dem Kopf verschränken. Den unteren Rücken leicht runden, dabei den Körper mehr mit der Bauchspannung halten als auf dem Ball ablegen.

Bewegung

2 Das rechte Bein anheben und gleichzeitig mit dem Oberkörper und dem linken Ellbogen zum rechten Knie hin rotieren. Das Bein wieder auf dem Boden abstellen, der Oberkörper kommt in die Ausgangsposition zurück. Die Bewegung zur anderen Seite und mit dem anderen Bein ausführen, dabei 15 Wiederholungen für jede Seite.

WICHTIG

▶ Die Bewegung wirklich aus der Rumpfmuskulatur ausführen und nicht am Kopf schieben oder ziehen.

▶ Der Ball soll nur eine kleine Unterstützung sein, deshalb nie das ganze Gewicht auf ihm ablegen.

Variation

▶ Wenn die Übung noch sehr schwerfällt, können die Bein- und Oberkörperbewegung einzeln und getrennt ausführt werden.

Around the world

Ausgangsposition

 In der Bauchlage den Nabel nach innen ziehen und den Oberkörper leicht anheben. Den Ball mit beiden Händen greifen und die Arme über dem Kopf ausstrecken, die Schultern dabei von den Ohren wegziehen.

Bewegung

🔲 Den Ball um den Körper herumführen und dabei von einer Hand in die andere wandern lassen. Dabei bleibt der gesamte Körper inklusive Kopf ruhig und stabil. Nach 10 Wiederholungen in die andere Richtung wechseln. Die Arme bleiben während der Übung möglichst lang ausgestreckt.

WICHTIG

▶ Um dem Körper genügend Stabilität zu geben, muss der Bauch zur Wirbelsäule gezogen und das Schambein Richtung Boden gedrückt werden. Je schneller die Bewegung ausgeführt wird, umso schwieriger ist es, die Stabilität zu halten, dabei sollten die Arme immer auf der gleichen Höhe bewegt werden. Der gesamte Körper inklusive Kopf bleibt während der Übung ruhig.

Variation

▶ Um die Übung schwieriger zu gestalten, können Sie beide Beine vom Boden lösen.
▶ Falls Sie Probleme im Rücken oder im Nacken haben, legen Sie sich ein zusammengefaltetes Handtuch unter die Stirn.

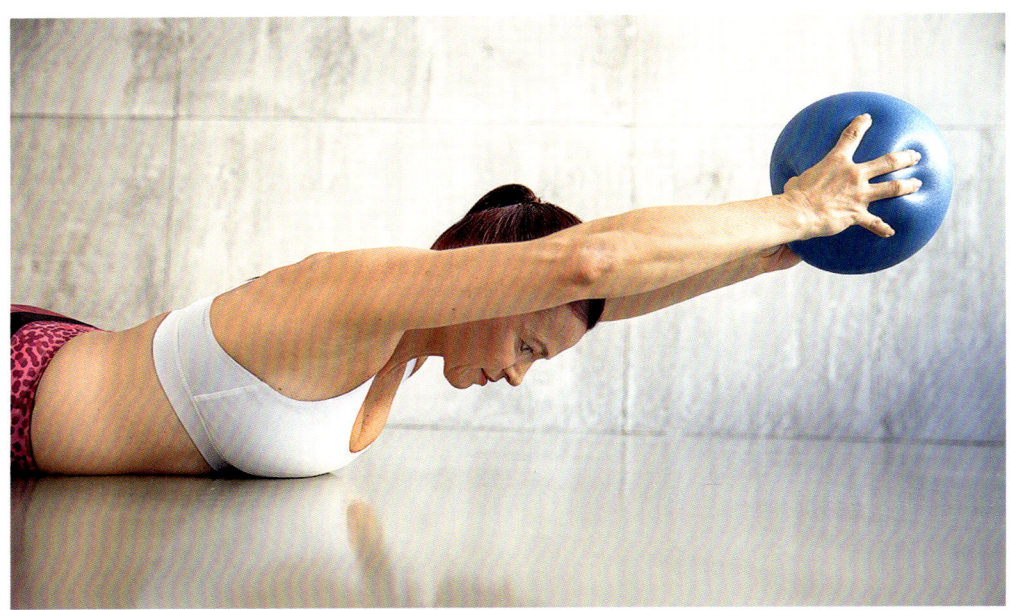

❀ Beweglichkeit im Schultergürtel sorgt für einen entspannten Nacken und Kraft im Rücken.

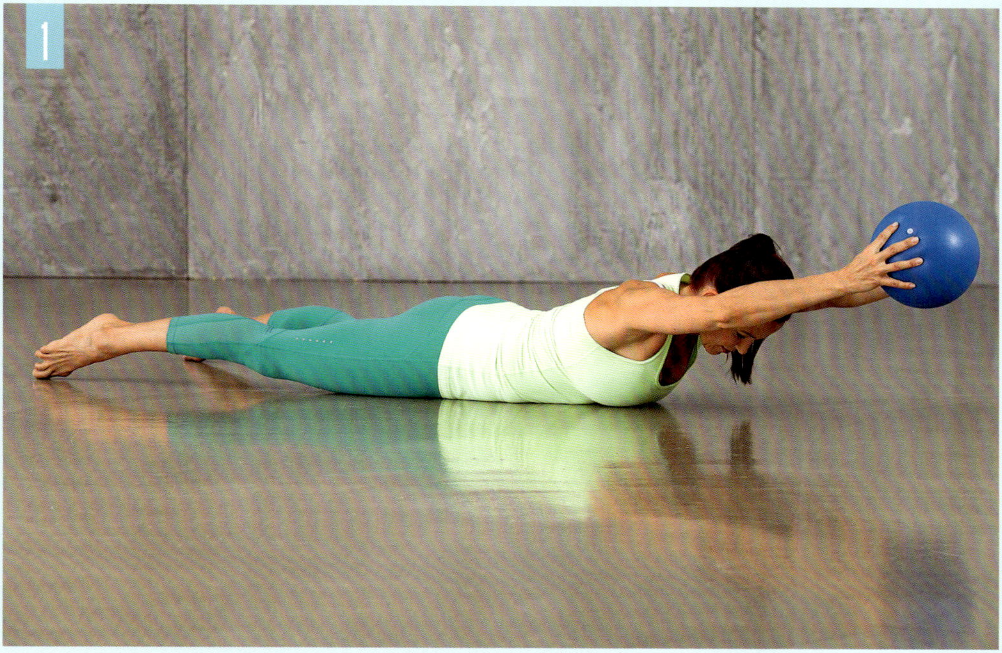

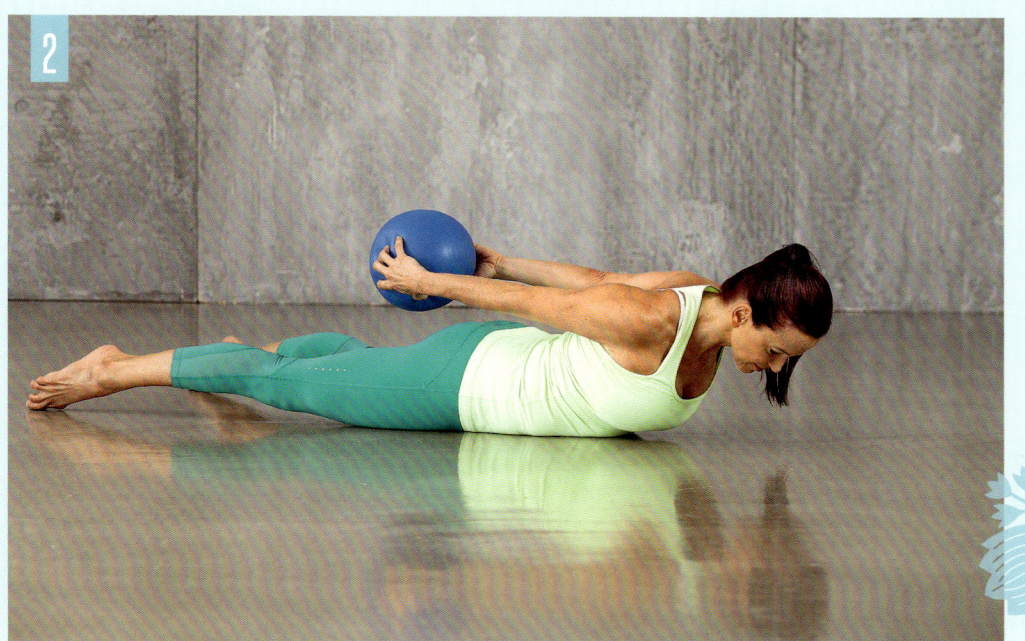

Shell

Ausgangsposition

 Auf die linke Seite legen und den Ball unter den Rippen positionieren. Die linke Hand stützt den Kopf, die rechte Hand balanciert auf dem Boden, dabei sind beide Beine angewinkelt und die Unterschenkel angehoben.

Bewegung

2 Beide Fersen fest zusammengedrückt halten und das rechte Bein gleich einer Muschelschale auf und zu bewegen. Dabei bleibt die obere (rechte) Hüfte direkt über der unteren Hüfte und bewegt sich nicht mit. Nach 20 Wiederholungen die Seite wechseln.

WICHTIG

▶ Den Druck der Fersen und die Höhe der Füße immer beibehalten.

▶ Zur Kontrolle der oberen Hüfte kann die Hand auch dort abgelegt werden. Die Hüfte würde gerne nach hinten ausweichen, muss aber in ihrer Position bleiben.

Variation

▶ Wenn die Übung sehr schwerfällt, können die Füße auf dem Boden ablegt werden.

▶ Falls die Übung aber keine Herausforderung mehr ist, kann der linke Ellbogen vom Boden gelöst und die Position ausbalanciert werden.

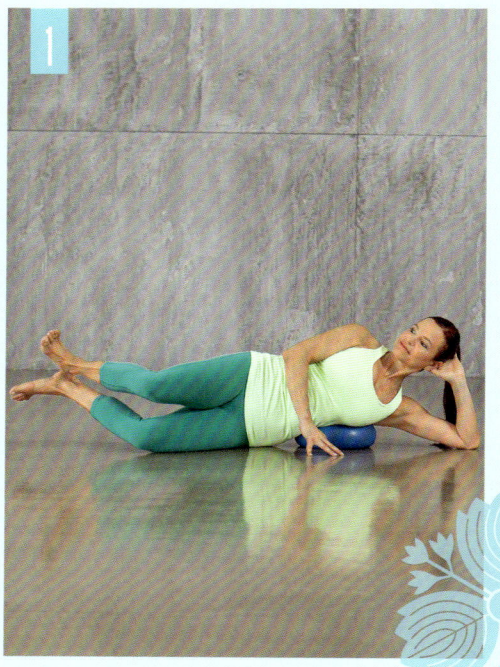

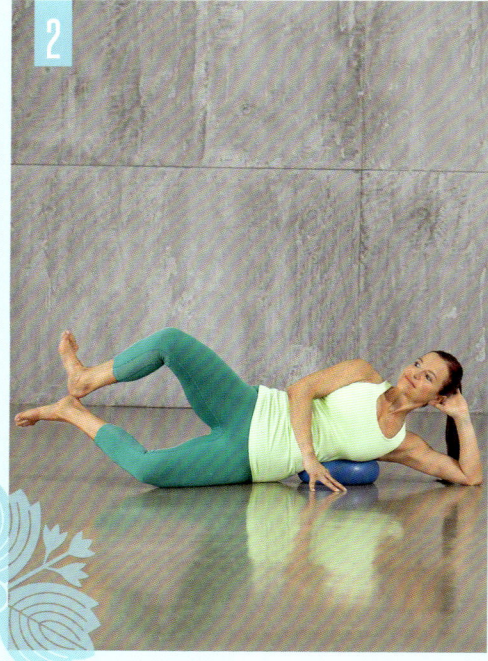

Leg Lift

Ausgangsposition

1 In Rückenlage den Ball zwischen den Schulterblättern positionieren. Beide Hände hinter dem Kopf verschränken und den Kopf darin ablegen. Den unteren Rücken runden und den Oberkörper leicht vom Ball abheben, ohne den Kontakt zum Ball zu verlieren. Die Beine liegen relativ entspannt auf dem Boden.

Bewegung

2 Ohne den Oberkörper zu bewegen, werden die Beine abwechselnd leicht angehoben. Der Bauch muss die ganze Zeit nach innen gezogen werden, um den Rumpf in seiner Position stabil zu halten. 15 Wiederholungen für jedes Bein ausführen.

WICHTIG

▶ Die Übung muss sich für die Beine relativ entspannt anfühlen, die gesamte Kraft kommt aus der Körpermitte. Der Rumpf darf nicht komplett auf dem Ball abgelegt werden, da sonst die Spannung im Bauch verloren geht.

Variation

▶ Falls die Übung zu schwierig ist, können die Beine auch angewinkelt werden.

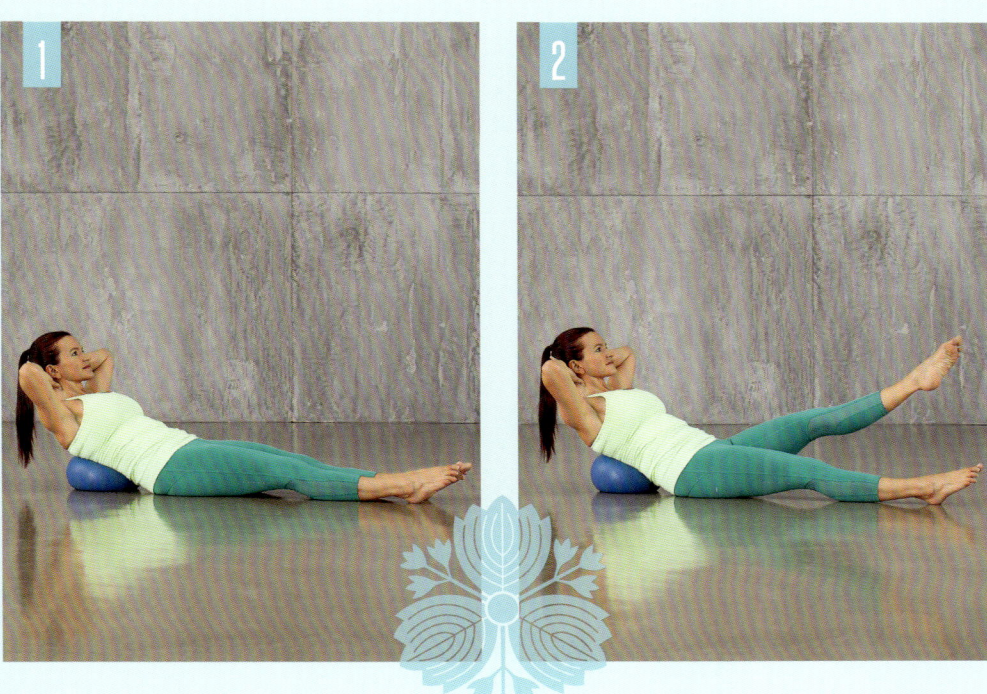

Pelvis Lift

Ausgangsposition

 Den Ball am unteren Rücken positionieren, sodass er Kontakt mit dem Kreuzbein hat. Beide Füße stehen hüftbreit fest auf dem Boden, die Knie sind ungefähr im rechten Winkel. Die Hände an den Oberschenkeln festhalten lassen, ohne die Schultern nach oben zu ziehen. Der Oberkörper ist leicht nach hinten geneigt, ohne das ganze Gewicht auf dem Ball abzulegen. Dafür muss die Bauchmuskulatur angespannt werden. Der Rücken ist gerundet und das Schambein zeigt nach oben.

Bewegung

2 Den Po nach oben vom Boden wegdrücken und dabei den Oberkörper ruhig lassen. Langsam den Po wieder auf dem Boden absetzen, ohne das gesamte Gewicht abzulegen. Die Bewegung für 20-mal ausführen.

Info: Der Bewegungsumfang der Übung ist nicht sehr groß, abhängig auch davon, wie beweglich der untere Rücken ist. Um nicht auszuweichen und die Übung korrekt durchzuführen, muss der Oberkörper möglichst weit angehoben bleiben und das Becken maximal gerundet werden. Die Arme dürfen dabei unterstützen, die Schultern bleiben aber trotzdem entspannt.

WICHTIG

▶ Den Po nicht nach unten auf den Boden plumpsen lassen, sondern nur sanft absetzen und die Spannung im Bauch beibehalten.

▶ Der Oberkörper möchte gerne nach hinten ausweichen, deshalb an den Beinen festhalten und den Oberkörper stabilisieren.

▶ Der Bauch muss sich nach innen ziehen und das Schambein nach oben, damit das Becken gut eingerollt werden kann.

Variation

▶ Den Po nicht auf dem Boden absetzen, sondern bei der Abwärtsbewegung in der Luft halten. Damit wird die Übung wesentlich anstrengender.

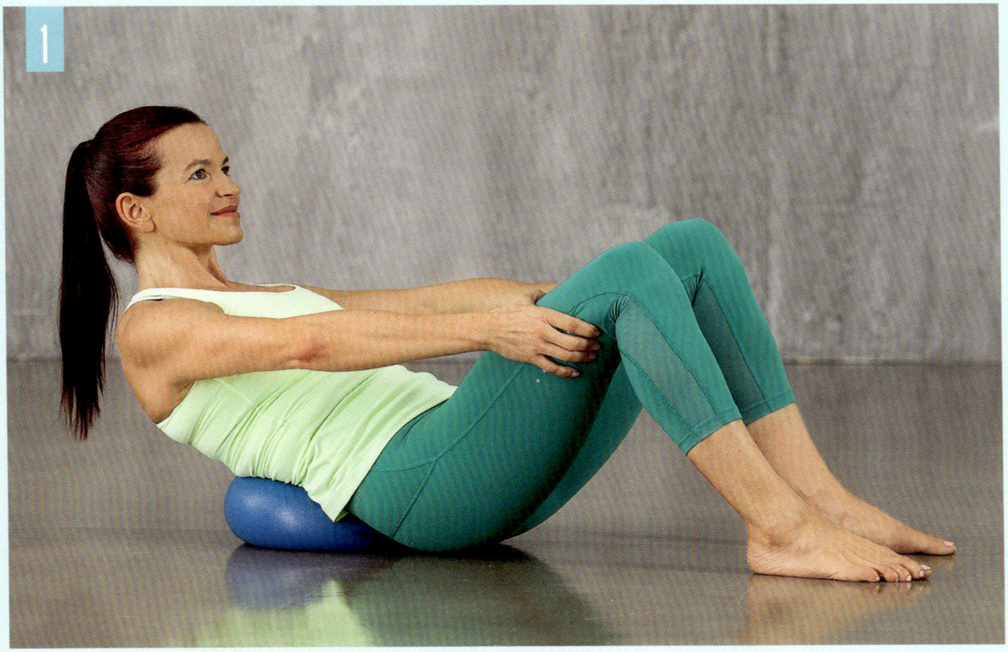

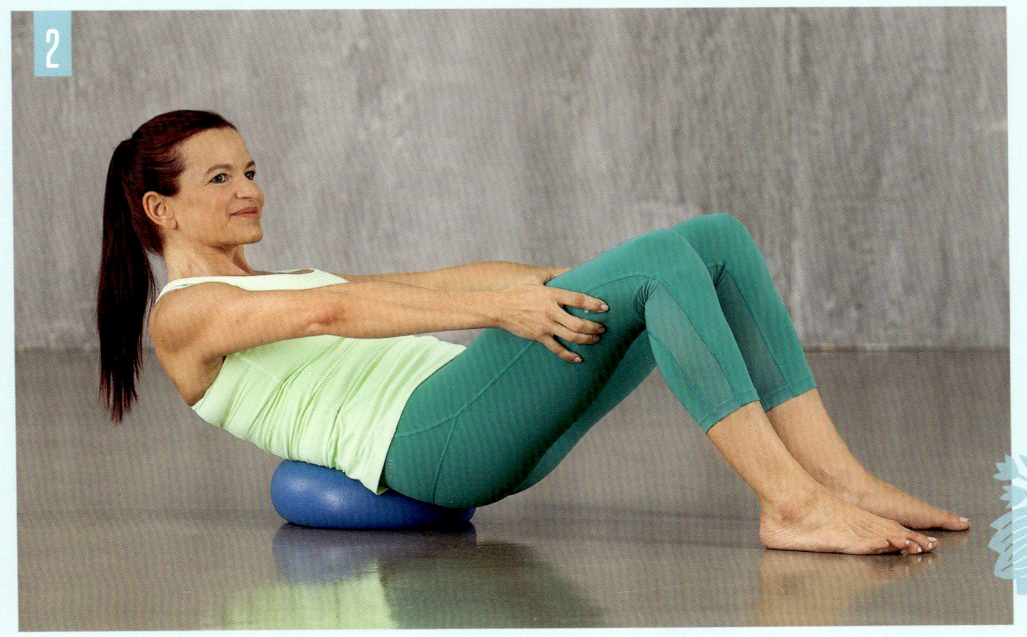

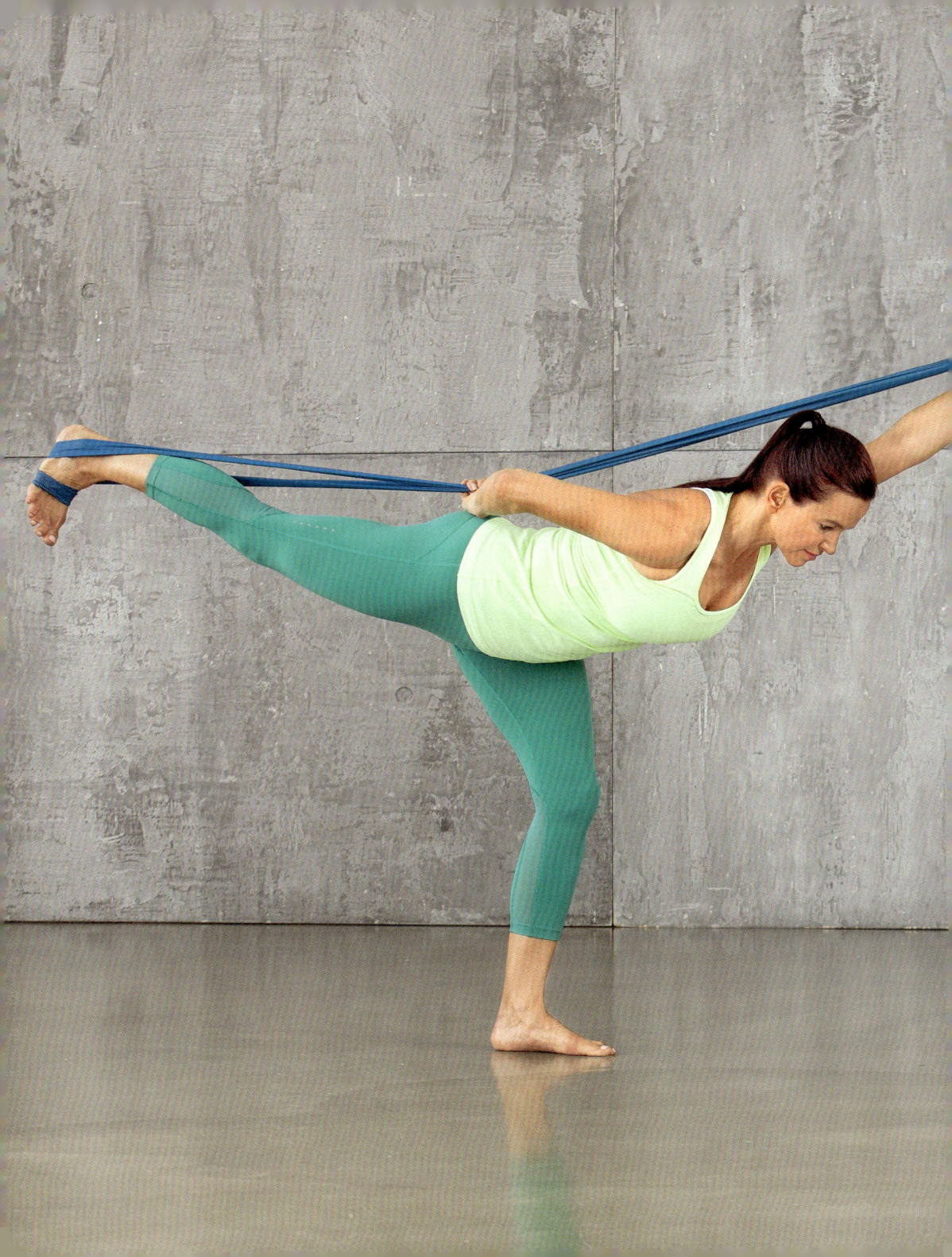

LEVEL 2

Nach einigen Trainingseinheiten können Sie vielleicht in dieses Level wechseln, wenn Ihnen die meisten Übungen aus Level 1 relativ leichtfallen. Es ist völlig normal, wenn einige noch schwierig sind. Mischen Sie sie einfach individuell, zum Beispiel können Sie zwei stehende Übungen aus Level 1 durch welche aus Level 2 ersetzen.

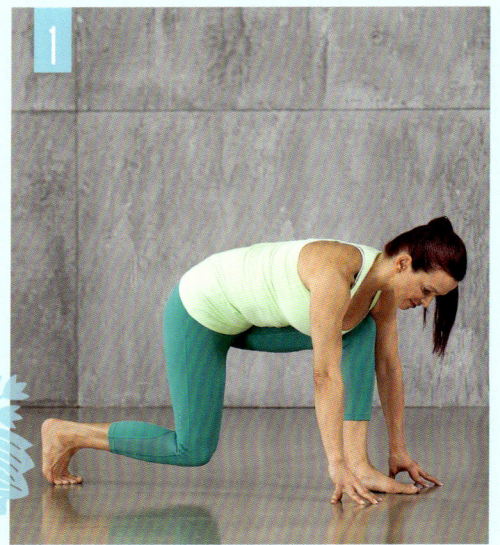

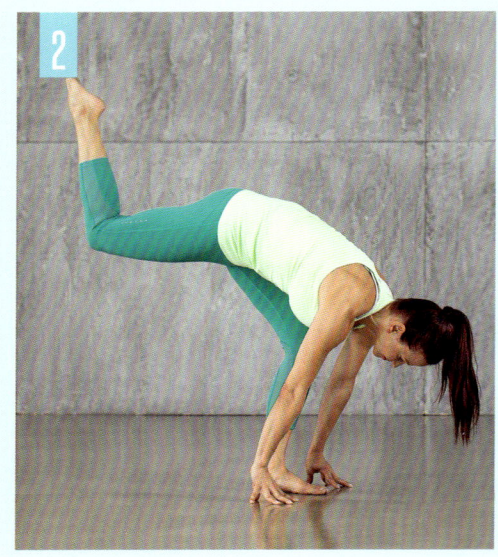

Donkey Kicks

Ausgangsposition

 Den linken Fuß zwischen die Hände stellen, den rechten mit einem großen Schritt nach hinten. Das hintere Bein schwebt mit dem Knie über dem Boden und ist etwa 90 Grad gebeugt. Das Gewicht muss auf die linke Ferse gebracht werden, die Zehen liegen dabei locker auf dem Boden und die Hände balancieren.

Bewegung

2 Das rechte Bein kickt nach hinten-oben, dabei das linke Bein mit nach oben bewegen. Zur Ausgangsposition zurückkehren, das rechte Bein wird wieder auf 90 Grad gebeugt. Nach 20 Wiederholungen die Seite wechseln.

WICHTIG

▶ Das vordere Knie muss immer hinter der Fußspitze bleiben, deshalb wird das Gewicht mehrheitlich auf die Ferse gebracht und der Fuß steht zwischen den Händen und nicht dahinter.

▶ Die Hände balancieren die Position nur, Beine, Po und Bauch halten sie. Der Kopf ist dabei in Verlängerung des Rückens.

Variation

▶ Falls die Übung noch sehr schwerfällt, können die Kicks sehr flach durchgeführt werden.

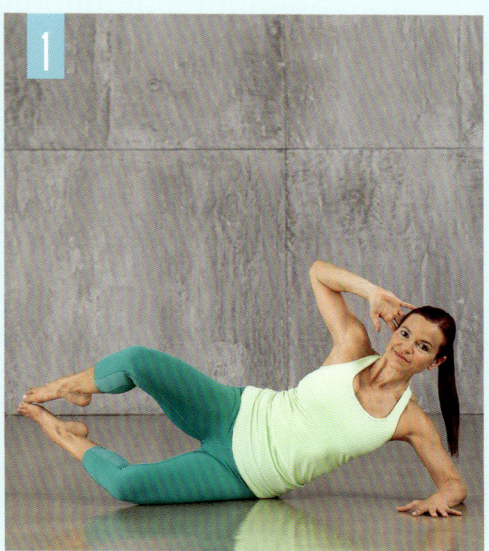

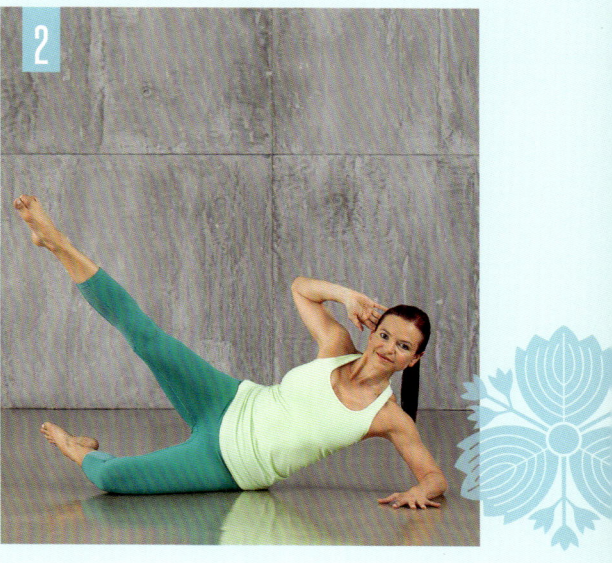

Shell Kicks

Ausgangsposition

1 Auf die linke Seite legen und den Oberkörper auf dem linken Unterarm ausbalancieren. Die rechte Hand liegt am Knopf, beide Beine sind angewinkelt. Die Füße und Unterschenkel vom Boden lösen, dabei die Knie öffnen, ohne dass die obere Hüfte nach hinten ausweicht. Nur die Fußspitzen berühren sich.

Bewegung

2 Das rechte Bein strecken und beugen, dabei den rechten Fuß bei jeder Bewegung an den linken Fuß tippen lassen. Die Übung 20-mal wiederholen und dann die Seite wechseln.

WICHTIG

▶ Die Bauch- und Rumpfspannung muss den Oberkörper während der Bewegung stabil halten, dabei ziehen die Schultern nach unten und das Brustbein bleibt aufgerichtet.

▶ Die obere Hüfte tendiert dazu, nach hinten auszuweichen und muss deshalb bewusst nach vorne gedrückt werden. Dabei bleibt der untere Fuß in seiner angehobenen Position.

Variation

▶ Die rechte Hand kann auch vor dem Körper ausbalancieren, dann fällt die Übung leichter.

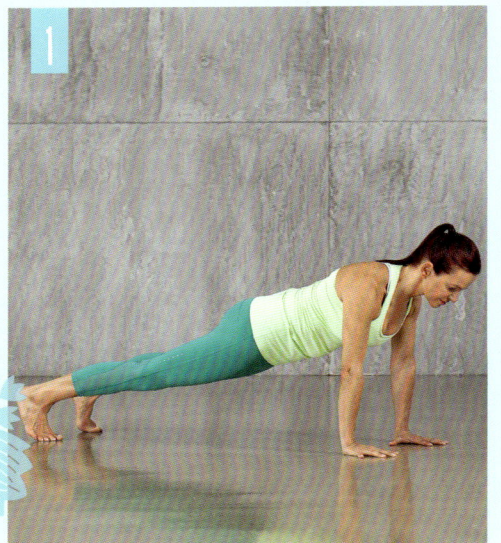

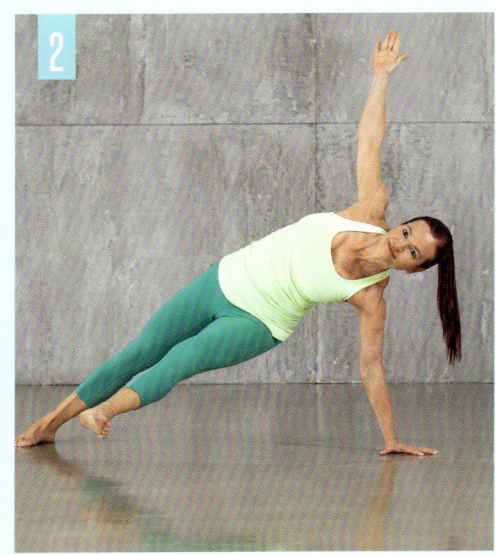

High Plank Kicks

Ausgangsposition

1 In der Liegestützposition den Rücken lang ziehen und den Nabel nach innen. Die Hände befinden sich unter den Schultern. Der gesamte Körper inklusive Kopf bildet von der Seite gesehen eine Diagonale.

Bewegung

2 Den Körper nach rechts öffnen, dabei den rechten Arm anheben und gleichzeitig mit dem linken Bein nach vorne kicken. Zurück in die Ausgangsposition kommen und zur anderen Seite öffnen. Zu jeder Seite 15 Wiederholungen durchführen.

WICHTIG

▸ Die Hüfte darf nie nach unten durchhängen, sondern wird aktiv nach oben gedrückt.

▸ Die Schultern von den Ohren wegziehen, auch wenn es im Stütz schwierig ist.

Variation

▸ Wenn die Übung noch sehr schwerfällt, kann zunächst ohne Beteiligung der Beine nur der Arm gehoben und der Körper gedreht werden. Oder beim Heben des rechten Armes das linke Bein vor dem Körper auf dem Boden aufsetzen.

▸ Die Kicks alternativ zum Boden machen und das Bein ablegen, bis mehr Sicherheit und Stabilität vorhanden sind.

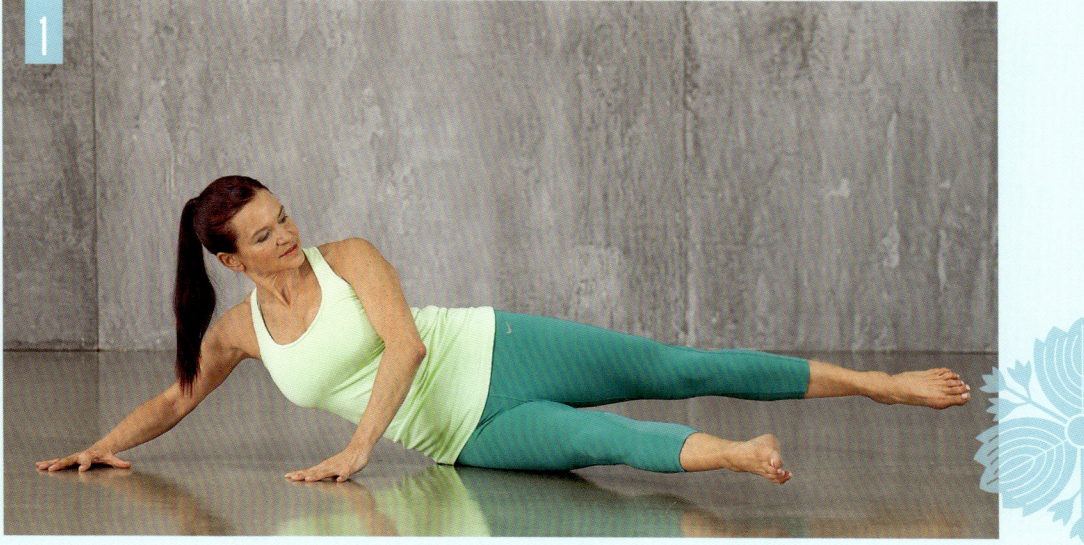

Diagonal Scissors

Ausgangsposition
Auf die rechte Seite legen und die Beine in
Scherenposition schweben lassen, dabei ist
das obere Bein nach hinten gestreckt und die
Hüfte geöffnet. Die Hände stützen vor der
Brust, das Gewicht wird aber von der Körper-
mitte gehalten.

Bewegung
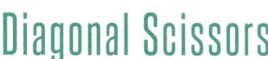 Den Oberkörper heben und senken, ohne
die Position der Beine zu verändern. Nach
20 Wiederholungen die Seite wechseln.

WICHTIG
▶   Die Beinschere weit geöffnet halten, während sich der Oberkörper bewegt. Die Kraft
kommt dabei aus dem Rumpf und nicht aus
den Armen. Spürbar die Hände nur wenig
Druck auf den Boden ausüben lassen.

Variation
▶   Wenn die Beine oder die Hüfte die Position
noch nicht halten können, dürfen sie auf dem
Boden abgelegt werden.

Kneeling Leg Lift

Ausgangsposition

1 Das rechte Bein seitlich im Kniestand ausstrecken. Die linke Hand balanciert auf dem Boden, dabei ist sie mit dem linken Knie und dem rechten Bein auf einer Linie. Beide Hüftknochen nach vorne drücken und gleichzeitig den Bauch nach hinten zur Wirbelsäule ziehen.

Bewegung

2 Während das linke Bein nach unten gesenkt wird, ohne den Boden zu berühren, zieht der linke Arm gestreckt über den Kopf. Das Bein wieder so hoch wie möglich anheben und den Arm nach oben strecken, dabei bleibt das Becken stabil. Nach 20 Wiederholungen die Seite wechseln.

WICHTIG

▶ Die Hand auf dem Boden hat kein Gewicht, sie balanciert nur aus. Die gesamte Stabilität kommt aus der Körpermitte.

▶ Um die Übung korrekt auszuführen, müssen Bein, Becken und Hand in einer Linie bleiben, das heißt, die obere Hüfte darf nicht nach hinten und der Unterschenkel am Boden nicht nach innen ausweichen.

Info: Für die korrekte Positionierung stellt man sich am besten vor, dass der Körper zwischen zwei Scheiben eingeklemmt ist. Dann kann weder der Oberkörper nach vorne ausweichen, noch die Hüfte nach hinten. Der Kopf ist dadurch automatisch in der Verlängerung des Rumpfes und der Bauch wird nach innen gezogen, um die Scheibe nicht zu berühren.

Variation

▶ Wenn die Übung und deren Ausrichtung noch sehr schwerfällt, kann die obere Hand an die Hüfte gelegt werden.

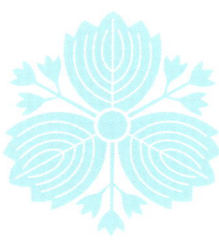

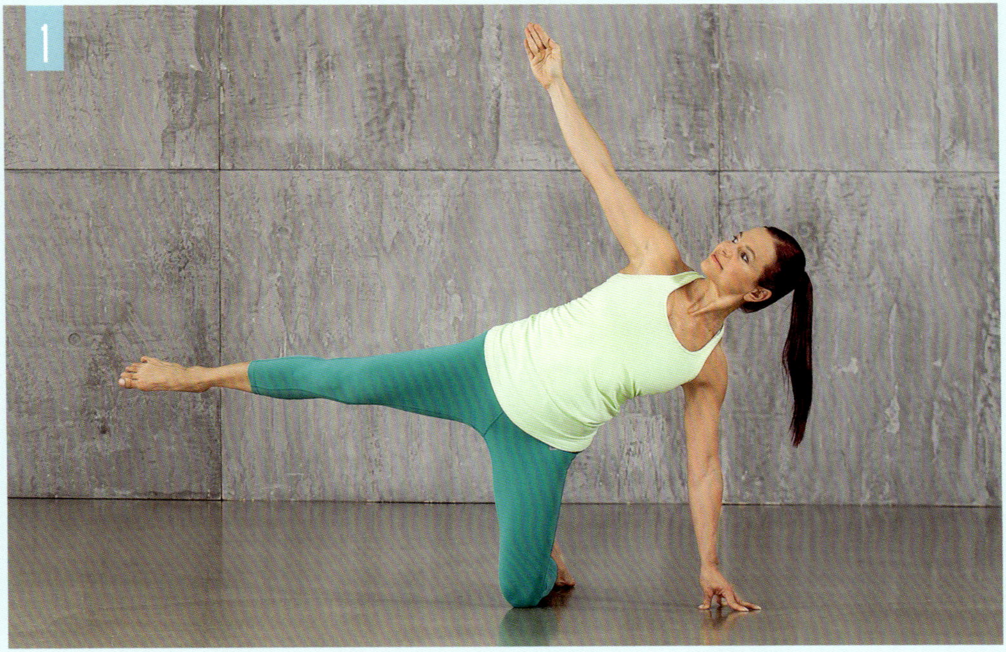

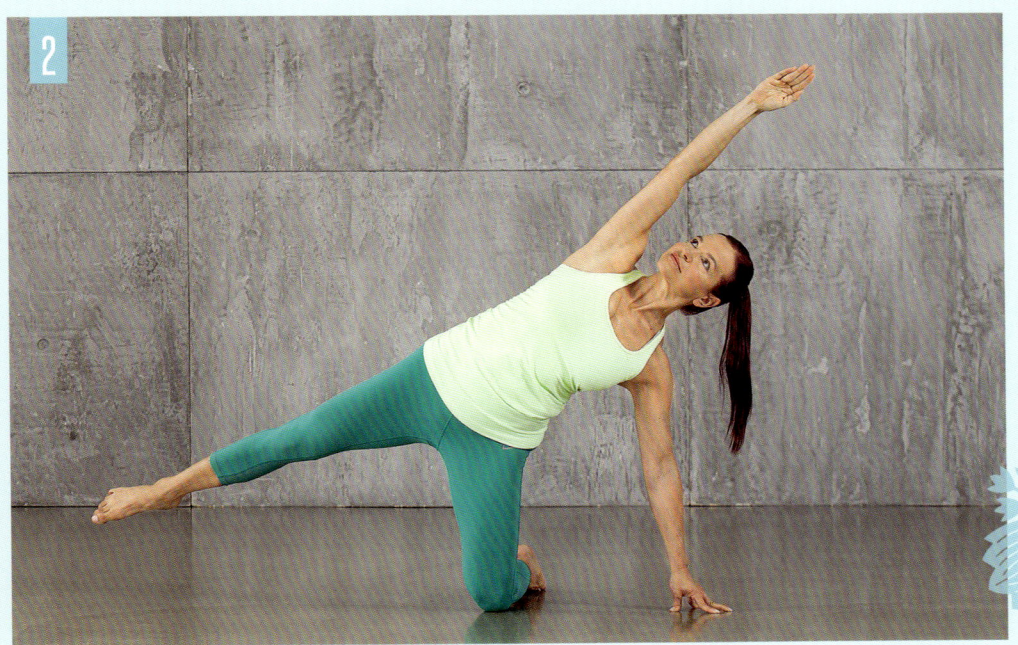

Half Star

Ausgangsposition

 In Rückenlage den Kopf anheben und mit der rechten Hand unterstützen, der linke Arm ist nach hinten-oben ausgestreckt. Dabei beide Schultern vom Boden lösen und den Bauch anspannen. Das rechte Bein möglichst lang nach oben strecken, das linke bleibt auf dem Boden liegen. Der Bauch zieht nach innen und die Lendenwirbelsäule hat Bodenkontakt, ohne in den Boden gepresst zu werden.

Bewegung

Den linken Arm und das rechte Bein zusammenführen. Wenn möglich, berührt die linke Hand den rechten Fuß, der Oberkörper hebt sich dabei mit an und beide Schulterblätter lösen sich so weit wie möglich vom Boden. Dann Arm und Bein auseinanderbewegen und den Oberkörper zur Ausgangsposition zurückführen, Kopf und Schultergürtel bleiben angehoben. 20-mal wiederholen und dann die Seite wechseln.

WICHTIG

▶ Die Übung muss ohne Schwung ausgeführt werden, auch wenn die Hand nicht bis an den Fuß geführt werden kann.

Info: Wenn die Hand nicht bis zum Fuß kommt, kann einfach der Knöchel oder das Schienbein als Ziel benutzt werden. Auf keinen Fall am Kopf ziehen oder mit Schwung bewegen. Die Schultern bleiben von den Ohren weg, dabei möglichst beide Schulterblätter vom Boden lösen.

▶ Den Blick beim Heben des Rumpfes auf den Fuß richten, dann bleibt der Kopf automatisch gut ausgerichtet in der Verlängerung der Wirbelsäule.

▶ Die Lendenwirbelsäule hat immer Kontakt mit dem Boden, das Bein deshalb nur entsprechend tief senken.

▶ Der Bauch muss während der Übung nach innen gezogen und die Spannung in beiden Bewegungsrichtungen beibehalten werden.

Variation

▶ Wenn die Übung noch nicht gut genug kontrollierbar ist, kann das linke Bein auf dem Boden aufgestellt und das rechte angewinkelt werden; der rechte Fuß bleibt mindestens auf Kniehöhe. Dadurch werden Rücken und Hüfte entlastet. Je stärker das linke Bein angewinkelt ist, umso leichter wird die Übung. Es sollte die Position gewählt werden, in der die Übung noch korrekt ausgeführt werden kann, aber auch die Körpermitte fordert.

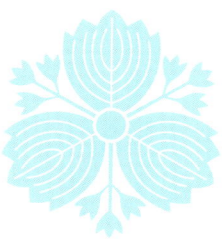

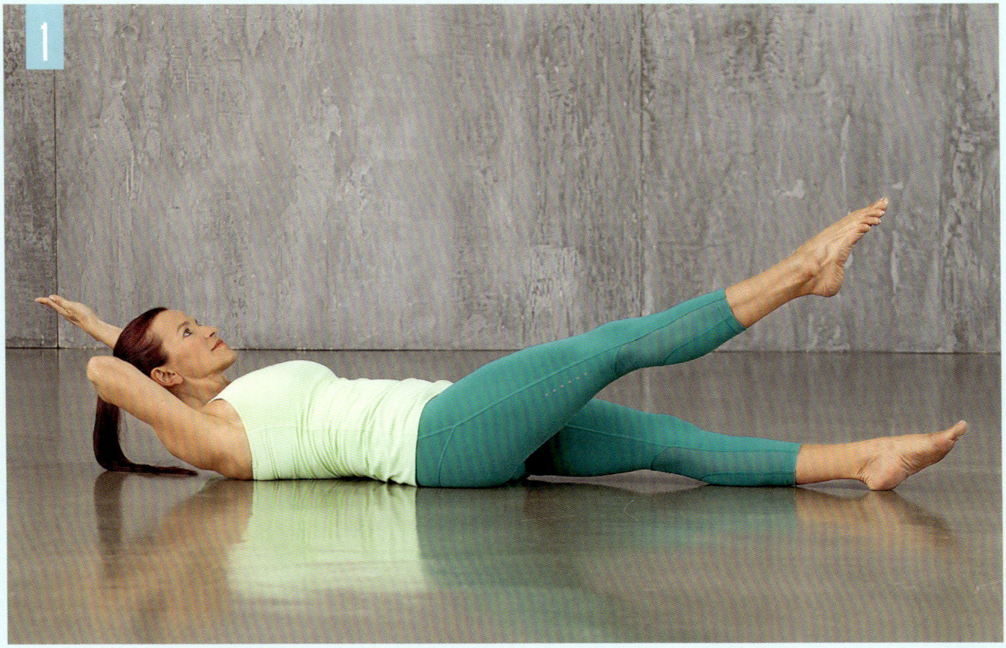

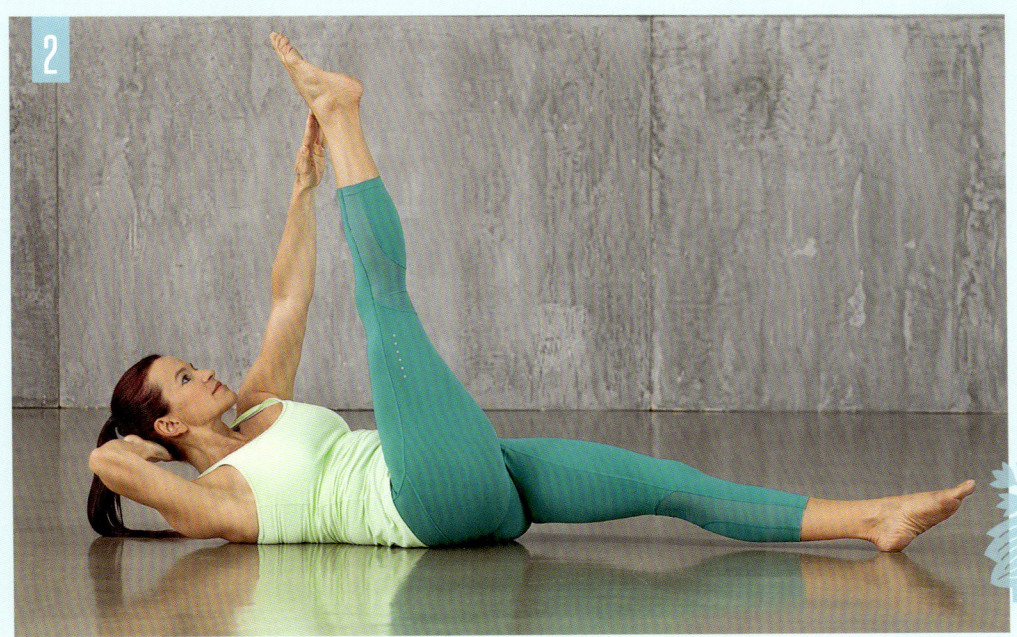

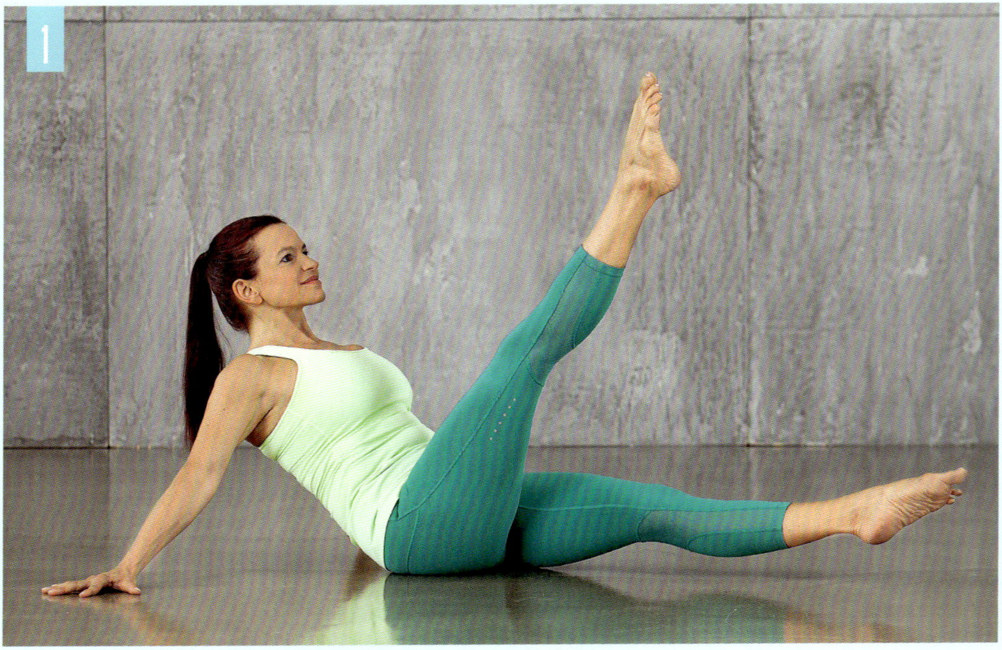

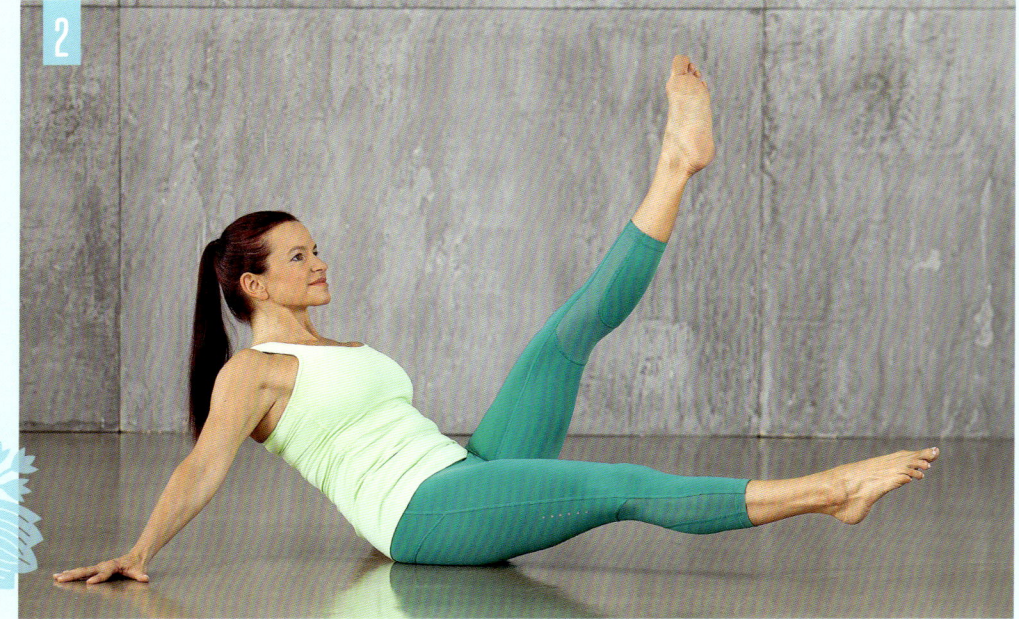

Seated Scissors

Ausgangsposition

Im Sitzen mit ausgebreiteten Armen balancieren und die Beine nach oben strecken. Den Bauch nach innen und die Schultern nach unten ziehen. Die Hände ohne Druck auf den Boden legen und den Rücken lang machen. Der unterste Bereich der Lendenwirbelsäule ist leicht gerundet, sodass man nicht direkt auf den Sitzbeinhöckern, sondern knapp dahinter sitzt. Den Blick zu den Füßen ausrichten, dann befindet sich der Kopf automatisch in Verlängerung des Rückens.

Bewegung

1 Die Beine machen eine gleichmäßige, abwechselnde Scherbewegung. Dabei bewegt sich ein Bein zum Körper und das andere vom Körper weg. Beide Bewegungsrichtungen sind ungefähr gleich groß. Der Oberkörper bewegt sich nicht mit. Jedes Bein 20-mal scheren lassen.

WICHTIG

▶ Der Rücken darf nicht ins Hohlkreuz fallen! Den Bewegungsumfang entsprechend anpassen oder auch die Beine beugen, um den Hebel zu verringern.

▶ Das Schambein muss sichtbar leicht nach oben und der Bauch nach innen ziehen. Der Oberkörper bleibt dabei ruhig und stabil, ohne dass das Gewicht auf die Hände gebracht wird. Die Schultern bleiben entspannt nach unten gezogen und die Brustwirbelsäule aufgerichtet.

Variation

▶ Wenn die Position sehr schwer kontrollierbar ist, können die Unterarme auf dem Boden mit abgelegt werden. Dabei auch die Schultern von den Ohren wegziehen und den unteren Rücken leicht runden.

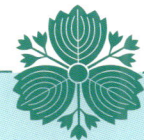

Kraft und Beweglichkeit

Die Übung ist nicht nur abhängig von der Kraft und Stabilisationsfähigkeit im Core, sondern auch von der Beweglichkeit des Rückens und der Beinrückseite. Je verkürzter die Rückseiten sind, umso schwieriger ist es, die Beine zu strecken und oben zu halten. Das Zusammenspiel von Kraft und Beweglichkeit ist sehr wichtig, wobei es sich manchmal anfühlt, als ob die Beine zu wenig Kraft auf der Vorderseite haben. Dabei sind jedoch eigentlich nur die Rückseiten zu verkürzt.

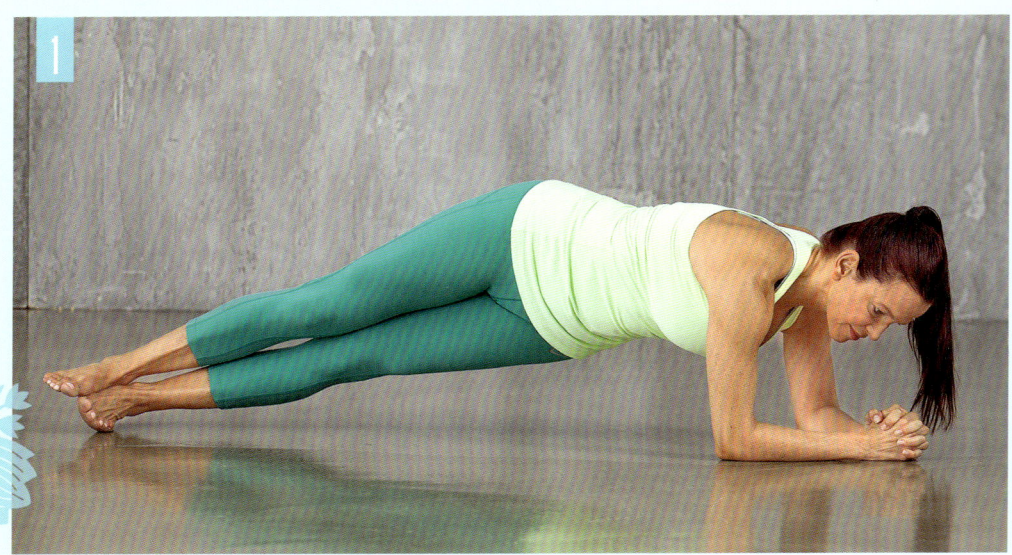

Plank Rotation

Ausgangsposition

1 Im Unterarmstütz die Finger verschränken und die Ellbogen schulterbreit fest auf den Boden drücken. Das rechte Bein liegt auf dem linken Bein, alle Zehen zeigen nach links. Der Bauchnabel ist nach innen gezogen und die rechte Hüfte leicht aufgedreht.

Bewegung

Die Hüfte langsam senken, bis sie fast den Boden berührt, und wieder so weit wie möglich nach oben anheben. Nach 20 Wiederholungen die Seite wechseln.

WICHTIG

▶ Der Bauch muss die Spannung nach innen halten, damit der Rücken unterstützt wird. Zwischen den Schulterblättern nicht einsinken, sondern die Schultern nach hinten ziehen und gleichzeitig das Brustbein anheben.

Variation

▶ Wenn die Übung noch sehr schwerfällt, kann das untere Knie abgelegt werden.

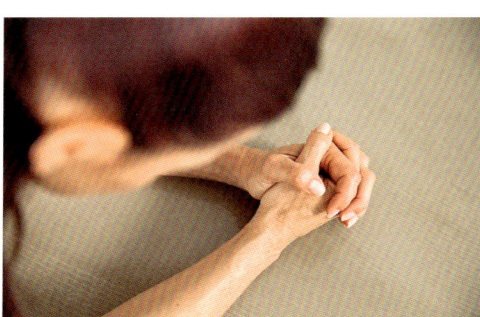

Mit fest verschränkten Fingern und stabilen Unterarmen fällt die Übung leichter.

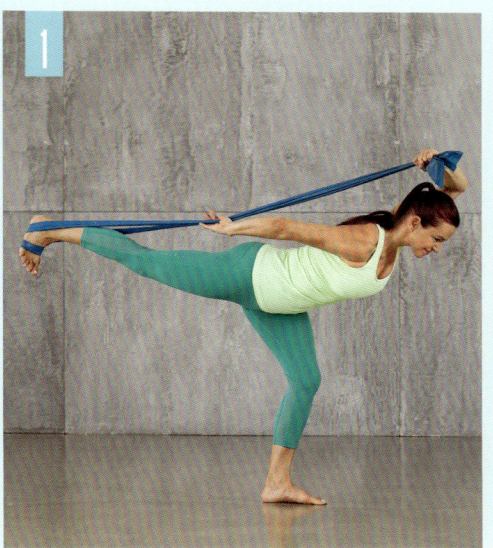
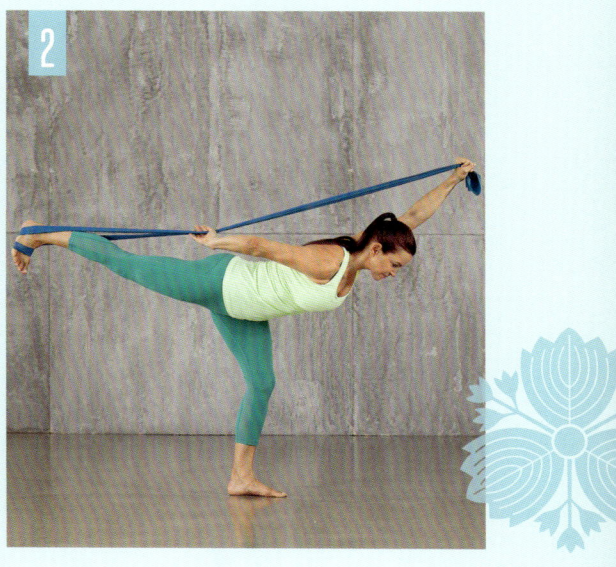

Trizeps Warrior

Ausgangsposition

1 Das Band um den rechten Fuß wickeln und mit der linken Hand festhalten. Auf dem linken Bein balancieren und dabei den Körper in eine Standwaage bringen. Die Hüfte bleibt dabei parallel zum Boden und das Bein bildet mit dem Oberkörper und dem Kopf eine Linie. Das linke Knie ist leicht gebeugt und der Rücken wird von der Bauchspannung gehalten.

Bewegung

2 Den linken Arm strecken und beugen, dabei bleibt der restliche Körper komplett ruhig und stabil. Die freie Hand kann das Band hinter dem Rücken unterstützen. 15-mal wiederholen und dann die Seite wechseln.

WICHTIG

▶ Die Hüfte darf nicht aufdrehen, sondern muss während der Übung parallel bleiben (gedanklich eine Wasserwaage über den unteren Rücken legen).

▶ Gedanklich über die Ferse das Bein nach hinten schieben, dabei zeigen die Zehen leicht nach innen und nicht nach außen.

▶ Der Oberarm bleibt immer direkt neben dem Ohr.

Variation

▶ Falls die Ausrichtung noch sehr schwerfällt, kann das Bein knapp über dem Boden schweben. Wichtiger als die Höhe des Beins ist die parallele Position der Hüfte.

Plié mit Side Bend

Ausgangsposition

 Die Beine zu einer weiten Grätsche öffnen, das doppelt gelegte Band gespannt über den Kopf halten. Die Beine sind leicht gebeugt, beide Füße und Knie zeigen nach außen zum zweiten Zeh. Die Schultern nach unten ziehen und den Bauch angespannt lassen, damit der Oberkörper aufrecht bleiben kann. Das Gewicht ist etwas mehr in der Ferse als auf den Zehen, damit das Gewicht des Körpers insgesamt nicht vor die Knie kommt. Der Po ist leicht nach hinten geschoben, aber nur so weit, dass der Oberkörper sich noch gut aufrichten kann.

Bewegung

Während die Beine tief gebeugt werden, den Oberkörper zur rechten Seite neigen. Das Band wird dabei hinter dem Kopf mit beiden Armen nach unten geführt und auseinandergezogen. Den Rumpf wieder aufrichten, die Arme leicht gebeugt nach oben schieben und die Beine wieder leicht strecken. Die Übung zur linken Seite ausführen und insgesamt 10-mal zu jeder Seite neigen.

WICHTIG

▶ Der Oberkörper darf sich in der Bewegung nicht verdrehen, es ist keine Rotation, sondern ein seitliches Neigen, als ob der Rumpf an einer Wand entlangrutscht. Gleichzeitig aber auch die Knie nach außen gedrückt halten und den Po bis auf Kniehöhe nach unten senken. Beim Aufrichten des Oberkörpers den Po möglichst wenig anheben. Die Schultern bleiben auch beim Anheben der Arme nach unten gezogen.

Variation

▶ Wenn die Ausrichtung des Oberkörpers sehr schwerfällt, kann man sich mit dem Rücken an eine Wand stellen, die Füße haben dabei etwa eineinhalb Fußlängen Abstand zur Wand. Der Oberkörper bzw. die Arme bleiben immer in Kontakt mit der Wand.

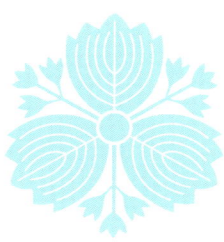

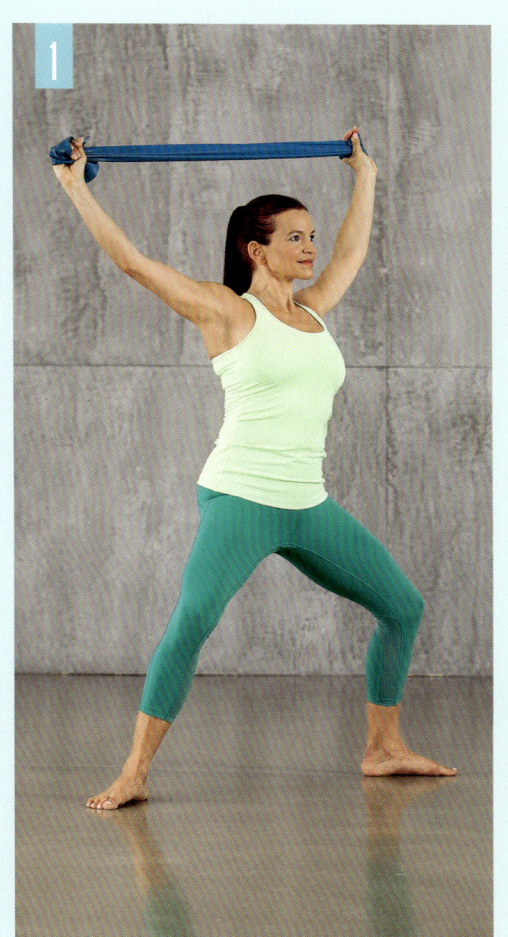

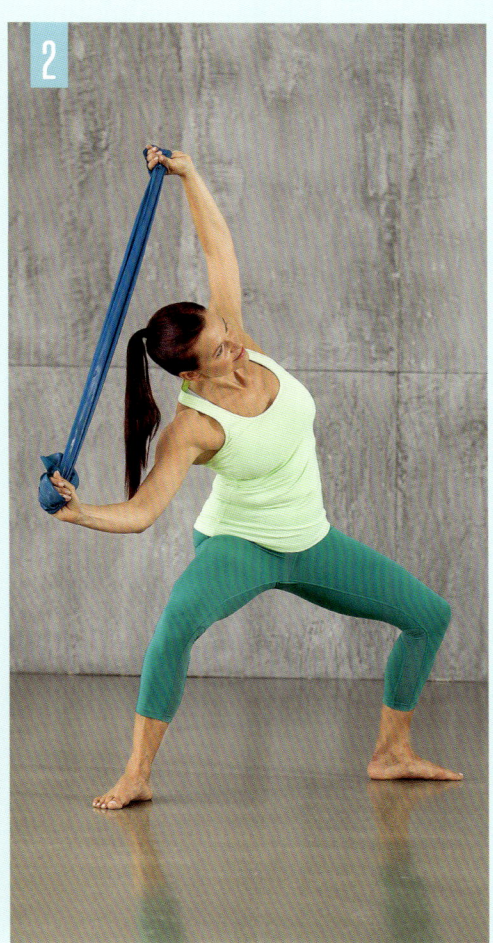

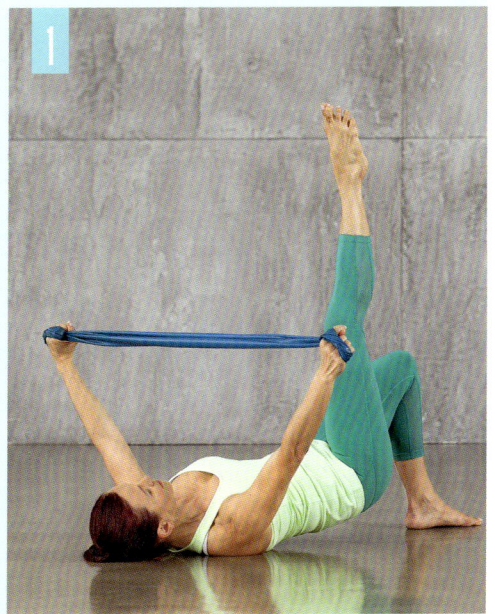

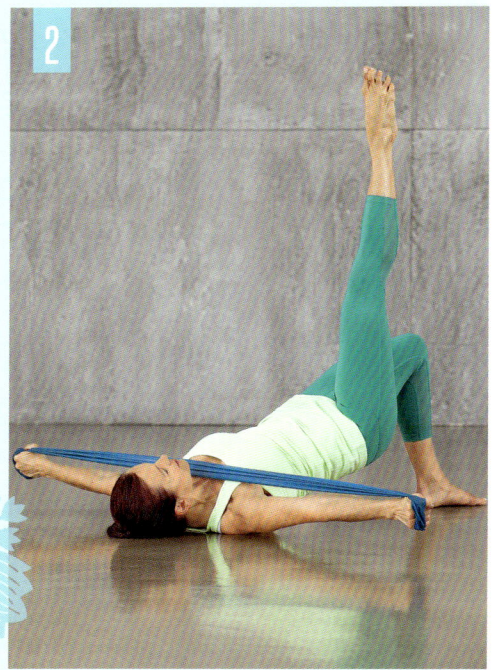

Single Leg Bridge

Ausgangsposition

1 In der Brückenposition das linke Bein anheben, bis es über der Hüfte schwebt, wenn möglich gestreckt, dabei sind beide Hüftknochen
parallel zum Boden. Das doppelt gelegte Band
mit Spannung über der Brust halten. Das Brustbein und die Schulterblätter in den Boden bzw.
in die Matte sinken lassen.

Bewegung

2 Den Po nach oben schieben und gleichzeitig
das Band mit gestreckten Armen über der Brust
auseinanderziehen. Wieder zurück in die Ausgangsposition kommen, ohne den Po am
Boden abzusetzen. Nach 15 Wiederholungen
das Bein wechseln.

WICHTIG

▶ Das Becken muss während der Bewegung
immer parallel bleiben, als ob ein Tablett darauf
stehen würde. Dabei darf das Brustbein nicht
nach oben gedrückt werden, sondern bleibt auf
der Matte liegen.
▶ Die Bauchspannung in Verbindung mit der
Hüftstreckung ist wichtig für die korrekte Ausführung, deshalb muss das angehobene Bein
auch über der Hüfte stabil gehalten werden.

Variation

▶ Falls beide Elemente zusammen noch zu
schwierig sind, kann die Übung auch aufgeteilt
werden: entweder beide Arme ohne Band
oben lassen oder beide Füße auf dem Boden
aufstellen.

All Fours Knee Lift

Ausgangsposition

Die Ellbogen unter den Schultern und die Knie unter der Hüfte positionieren. Das Band liegt mit leichter Spannung doppelt über den Schulterblattspitzen. Die Wirbelsäule ist lang gezogen und wird von der Bauchspannung gehalten, der Kopf ist in ihrer Verlängerung.

Bewegung

1 + **2** Beide Knie wenige Zentimeter vom Boden lösen und von dort aus kleine Hoch-Tief-Bewegungen mit maximal 20 Zentimeter Umfang machen. Dabei darf keine Luft zwischen das Band und den oberen Rücken kommen. Die Übung 20-mal wiederholen.

WICHTIG

▶ Das Band muss immer an den Schulterblättern aufliegen. So ist gewährleistet, dass während der Übung der Brustkorb nicht einsinkt.

▶ Die Bauchdecke maximal an die Wirbelsäule ziehen. Der Rücken darf weder rund werden noch durchhängen.

Variation

▶ Falls sich die Zehen nicht biegen lassen, können sie mit einem Teil des Fußrückens auf dem Boden liegen bleiben.

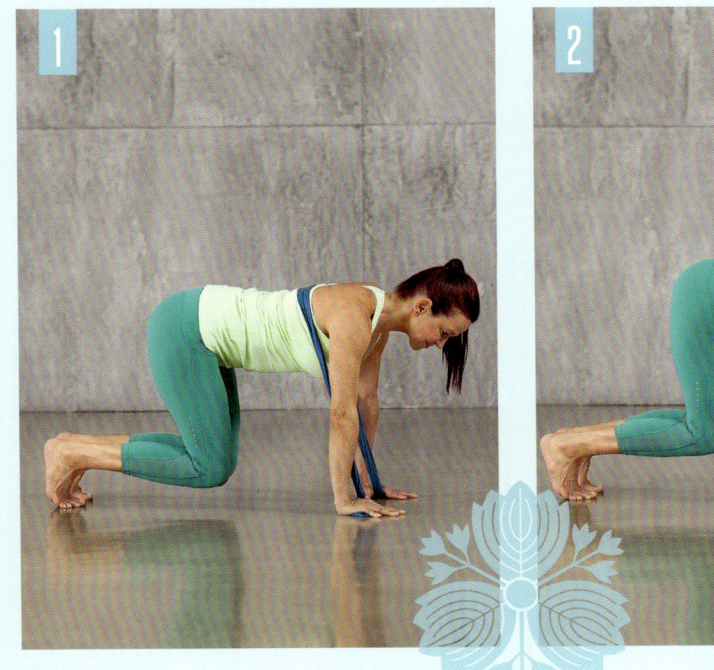
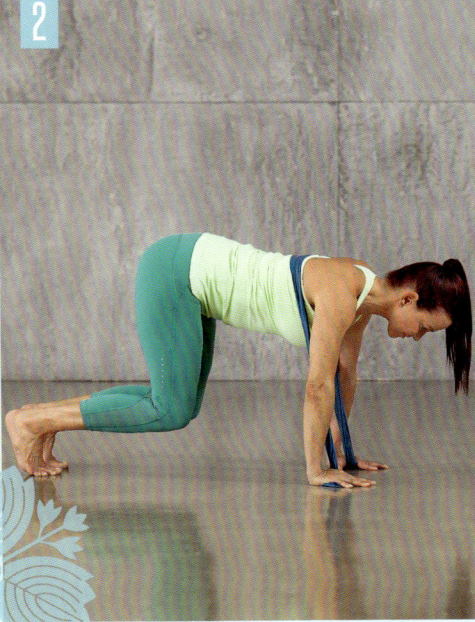

Side Leg Lift

Ausgangsposition

 Das Band mehrmals um den rechten Fuß wickeln, beide Bandseiten mit viel Spannung unter die linke Hüfte legen und zusätzlich mit der linken Hand fixieren. Das linke Bein liegt leicht angewinkelt auf dem Boden, das rechte schwebt ausgestreckt über dem Boden. Mit der Bauch- und Rumpfspannung wird der Oberkörper gehalten.

Bewegung

Das rechte Bein heben und senken, ohne dass der Oberkörper sich bewegt oder einsinkt. 20 Wiederholungen mit dem rechten Bein machen und dann zur linken Seite wechseln.

WICHTIG

▶ Das Bein ist maximal lang gezogen und die obere Hüfte gestreckt und nach vorne gedrückt, der untere Rücken darf nicht ins Hohlkreuz fallen. Die Schultern bleiben nach unten gezogen und der Oberkörper in Spannung gehalten.

Variation

▶ Wenn die Übung sehr leichtfällt, kann die Hand des oberen Arms an den Kopf gelegt werden.

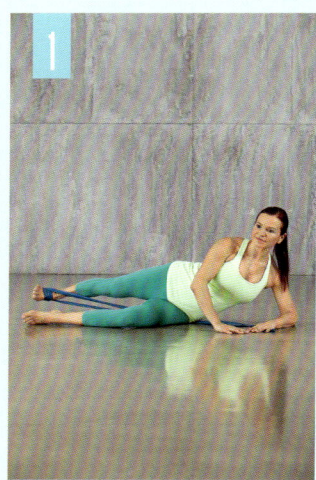
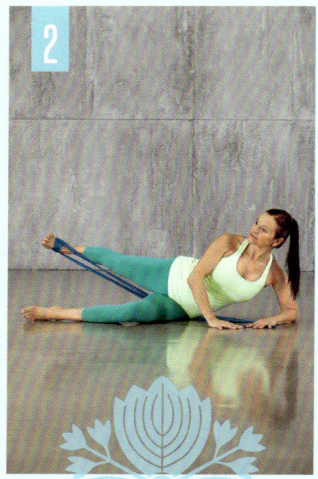
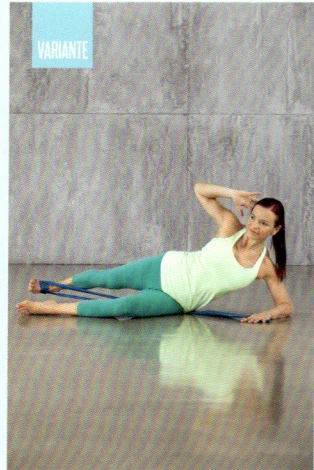

Single Leg Roll up and down

Ausgangsposition

Im Sitzen das doppelt gelegte Band unter den rechten Fuß legen und mit beiden Händen festhalten. Das linke Bein ist angewinkelt aufgestellt. Das Gewicht ist hinter den Sitzbeinhöckern auf dem Boden gleichmäßig verteilt.

Bewegung

1 – **3** Langsam die Wirbelsäule nach unten abrollen, bis die Schulterblattspitzen den Boden erreichen. Genauso gleichmäßig wieder aufrollen, oben ausbalancieren und das Bein kurz nach oben strecken, dabei schwebt das Band ungefähr hinter der Kniekehle. Den rechten Fuß wieder in das Band legen und die Übung 10-mal wiederholen, um dann zum linken Fuß zu wechseln.

WICHTIG

▶ Die Übung langsam und kontrolliert ausführen, um jeden Wirbel einzeln zu bewegen. Obwohl der untere Rücken gerundet ist, müssen die Schultern unten bleiben und das Brustbein angehoben sein, vor allem in der oberen Position.

Variation

▶ Wenn das Ausbalancieren in der oberen Position noch schwerfällt, kann das Band am Fuß bleiben und das Bein kurz gestreckt werden.

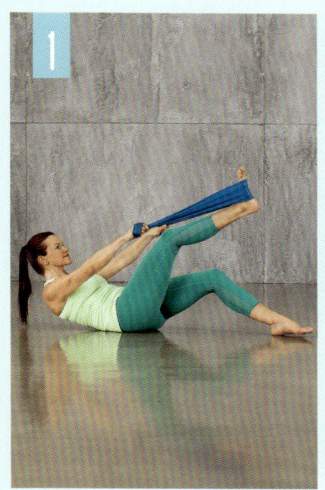
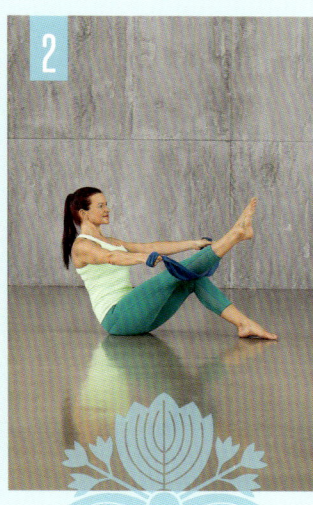
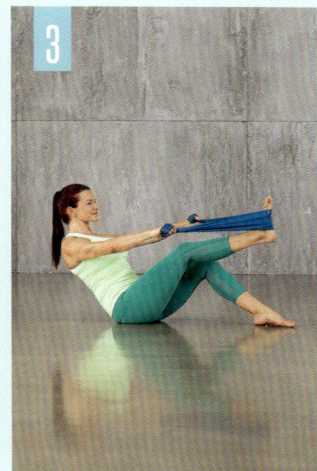

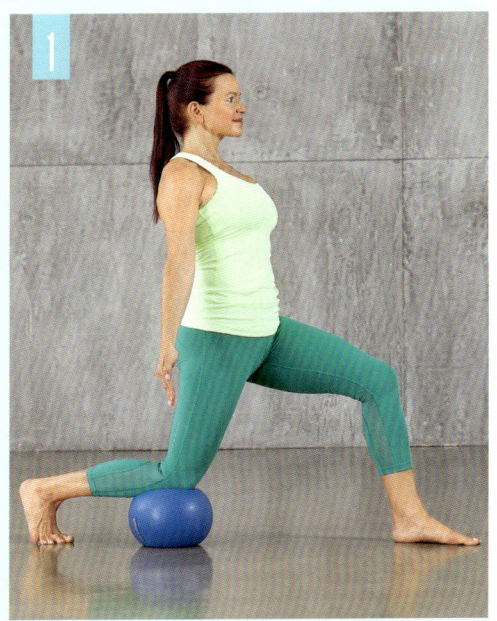

Lunge Knee Balance

Ausgangsposition

1 Den Ball unter dem rechten Knie positionieren und den linken Fuß in einem großen Ausfallschritt davorsetzen. Die Zehen des rechten
Fußes stehen fest im Boden, das rechte Knie ist
über dem linken Knöchel. Die Arme sind nach
unten ausgestreckt.

Bewegung

2 Beim Anheben der Arme das rechte Knie
leicht vom Ball lösen, ohne den Kontakt zu verlieren. Kontrolliert und ohne Schwung das Knie
wieder sinken lassen, beide Arme kommen zur
Ausgangsposition zurück. 15-mal wiederholen
und dann die Seite wechseln.

WICHTIG

▶ Die Bewegung ist langsam und kontrolliert,
ohne dass das Knie auf den Ball zurückplumpst.
▶ Beide Hüftknochen nach vorne schieben,
um den Oberkörper aufrecht halten zu können.
Das Körpergewicht tendenziell auf das hintere
Bein bringen, um das vordere Knie immer hinter den Zehenspitzen zu lassen.

Variation

▶ Um die Balance besser zu halten, können
die Arme auch zur Seite ausgestreckt werden.
Die Fingerspitzen kommen dabei nur bis auf
Hüfthöhe.

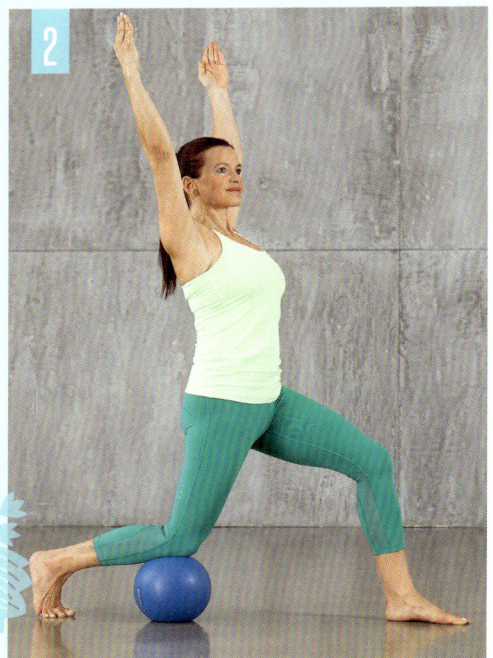

Balance Lunge

Ausgangsposition

1 Den Ball unter der linken Ferse positionieren, die Zehen und der Ballen bleiben auf dem Boden. Das rechte Bein angehoben in der Balance halten, dabei den Bauch anspannen und beide Hüftseiten nach vorne drücken. Die Arme sind nach oben ausgestreckt.

Bewegung

2 Beide Beine beugen, den Oberkörper und die Arme nach vorne absenken, bis die Fingerspitzen den Boden berühren und der Oberkörper fast auf dem Bein aufliegt. Mit Kraft wieder nach oben in die Ausgangsposition zurückkommen. Die Übung 15-mal wiederholen, dann die Seite wechseln.

WICHTIG

▶ In der unteren Position haben beide Beine ungefähr 90 Grad als Kniewinkel. Das vordere Knie darf nicht über die Zehen hinaus geschoben werden und das Gewicht muss deutlich spürbar mit der Ferse auf den Ball gedrückt werden. Die hintere Ferse ist parallel dazu positioniert und immer ohne Bodenkontakt, sodass die Hüfte ebenfalls gerade ausgerichtet sein kann.

Variation

▶ Wenn die Übung noch zu schwierig ist, kann der Oberkörper aufrecht bleiben und es werden nur die Beine bewegt.

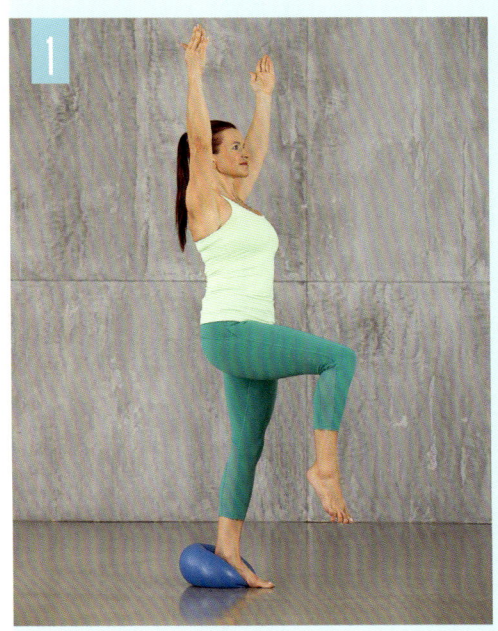

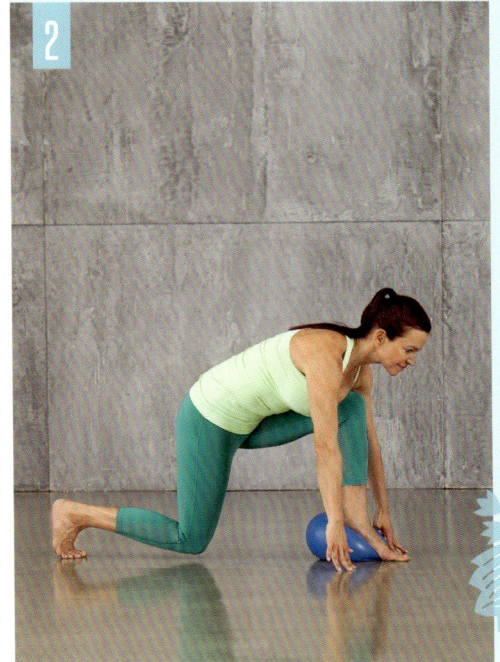

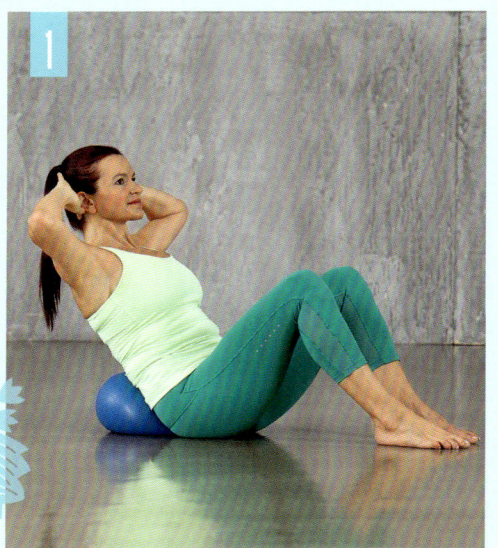

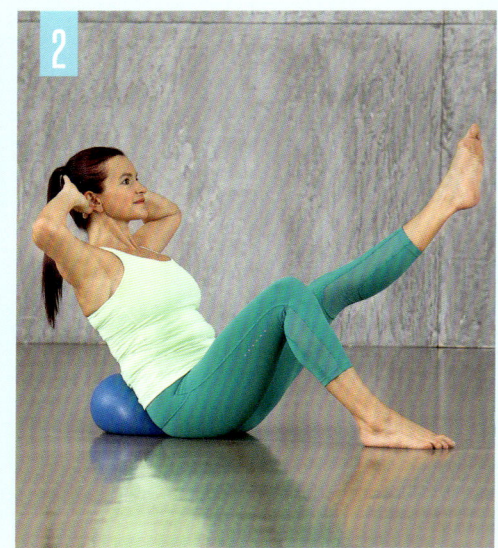

Leg Stretch

Ausgangsposition

1 Im Sitzen den Ball am untersten Bereich der Lendenwirbelsäule positionieren, sodass beide Sitzbeinhöcker auf dem Boden gut spürbar sind und der Oberkörper sich aufrichten kann. Die Beine sind aufgestellt und die Hände mit geöffneten Ellbogen hinter dem Kopf verschränkt.

Bewegung

2 Abwechselnd die Beine nach oben ausstrecken und wieder auf den Boden zurückstellen. Der Oberkörper bleibt dabei ruhig und lang. 15-mal für jedes Bein wiederholen.

WICHTIG

▶ Das Gewicht ist auf beide Sitzbeinhöcker gleichmäßig verteilt und das Becken aufgerichtet. Der Ball forciert die Aufrichtung, die von der Bauchspannung unterstützt werden muss. Dabei bleibt der Nabel nach innen gezogen und das Brustbein aufgerichtet.

Variation

▶ Die Übung wird einfacher, wenn sich die Hände zur Unterstützung an den Oberschenkeln festhalten.

▶ Die Streckung der Beine fällt oft schwer – wenn sie unmöglich ist, einfach das gebeugte Bein anheben.

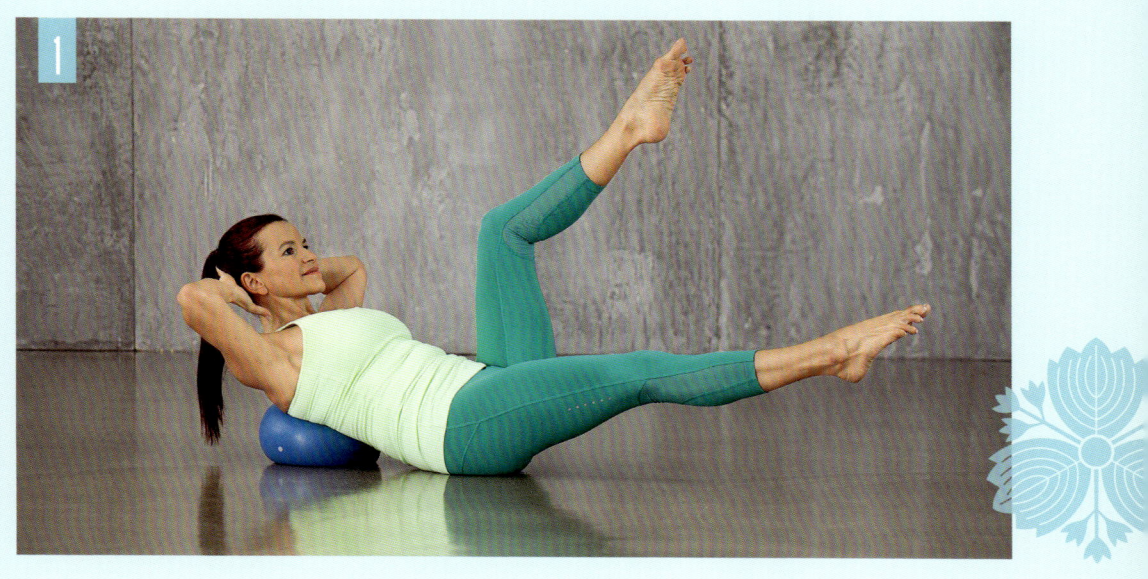

Bicycle

Ausgangsposition

In Rückenlage den Ball zwischen den Schulterblättern positionieren und die Hände hinter
dem Kopf verschränken. Bauchspannung ein-
setzen, um den Oberkörper nicht mit dem vollen Gewicht auf dem Ball abzulegen. Die Beine
leicht gebeugt anheben. Der untere Rücken ist
dabei leicht gerundet.

Bewegung

1 Die Beine machen eine Radfahrbewegung
vorwärts, während der Oberkörper komplett
ruhig bleibt. 20-mal für jedes Bein wiederholen.

WICHTIG

▶   Der untere Rücken muss während der
Übung über die Bauchspannung ruhig und
stabil gehalten werden. Deshalb darf der Oberkörper auch nicht ganz auf dem Ball abgelegt
werden, da sonst die Bauchspannung aufge-
löst wird.

▶   Den Blick auf Kniehöhe halten, dann hat
der Kopf automatisch eine gute Ausrichtung.

Variation

▶   Je weiter das gestreckte Bein nach vorne
geschoben wird, umso schwieriger wird die
Übung. Um sie zu vereinfachen, müssen die
Beine mehr nach oben als nach vorne Rad
fahren.

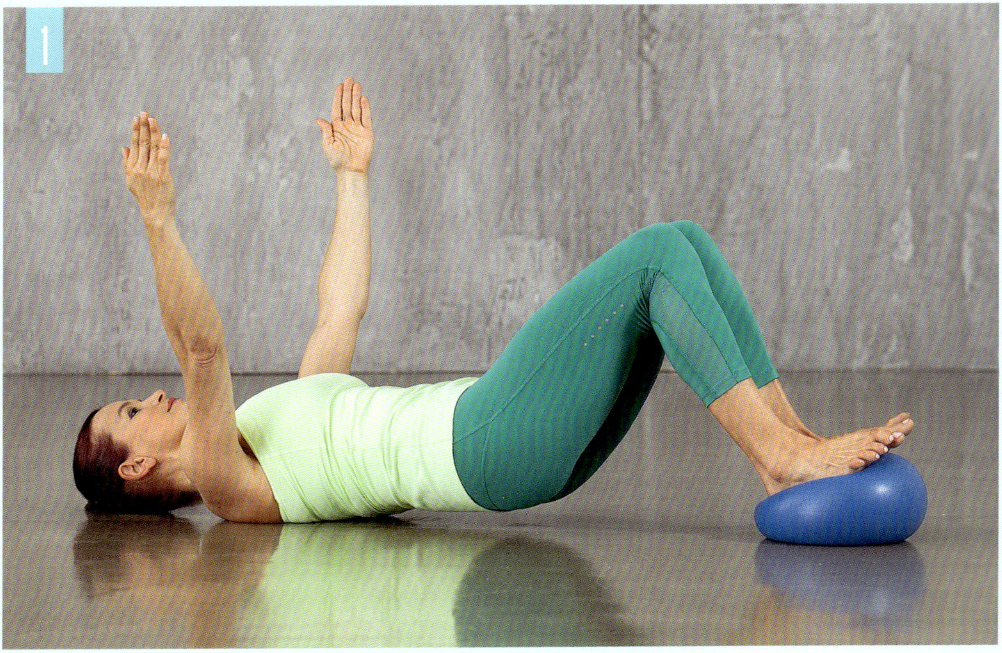

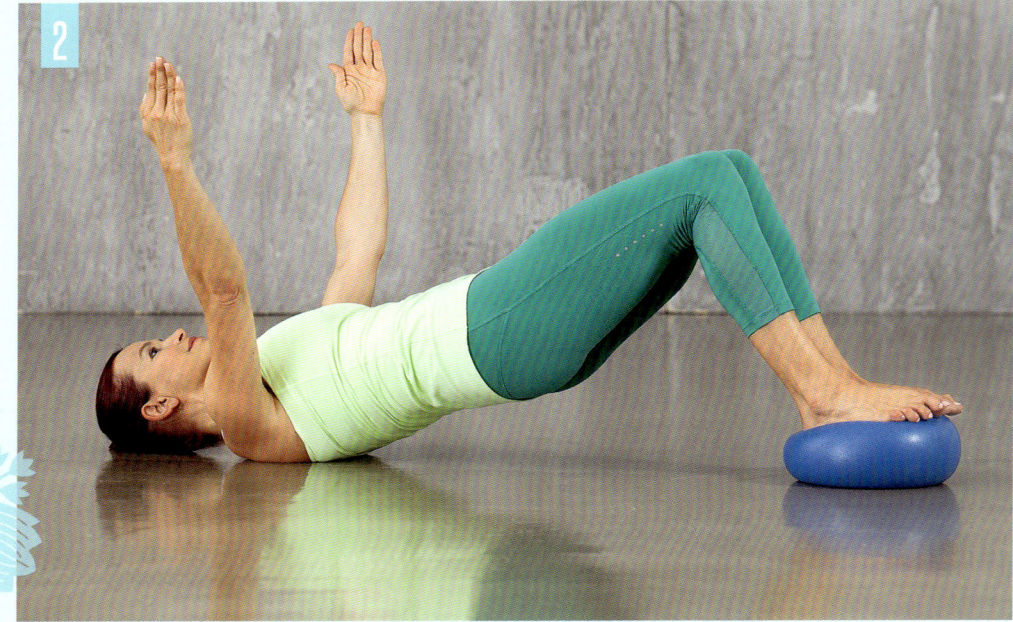

Bridge Balance

Ausgangsposition

1 In Rückenlage beide Füße auf den Ball stellen, die Knie sind fest aneinandergepresst. Die Zehen können dabei in der Luft bleiben, um mehr Druck über die Fersen auf den Ball zu bringen. Den Po etwa 5 Zentimeter weit vom Boden lösen, dabei bleiben die Schulterblätter und die Brustwirbelsäule entspannt auf dem Boden liegen. Die Arme sind nach oben gestreckt.

Bewegung

2 Po und Becken so hoch wie möglich anheben, ohne die Schulterblätter oder die Brustwirbelsäule vom Boden zu lösen. 20-mal wiederholen und dabei den Po bis kurz vor dem Boden wieder absenken. Dabei wird die Bewegung nach oben gedanklich vom Schambein angeführt, sodass sich der untere Rücken verlängert.

WICHTIG

▶ Die Knie bleiben immer fest aneinandergedrückt und die Arme locker nach oben ausgestreckt, sodass die Schultern entspannt auf dem Boden liegen.

▶ Die Bewegung nach oben wird vom Schambein angeführt, dabei muss der Nabel nach hinten gezogen werden. Die Stabilität im Becken entsteht durch die Bauchspannung und durch die Ausrichtung der Schulterblätter und der Brustwirbelsäule auf dem Boden. Die Knie bleiben so fest aneinandergedrückt, als ob ein Blatt Papier festgehalten werden müsste. Die Brust darf nicht nach oben drücken, da der Rücken sonst ins Hohlkreuz kommt.

Alternative

▶ Wenn die Übung noch schwer zu balancieren ist, können die Fingerspitzen auf dem Boden bleiben (die Arme nicht ablegen), dabei jedoch möglichst wenig Druck ausüben.

Push-up Balance

Ausgangsposition

 Beide Knie auf dem Ball positionieren. Die Füße sind vom Boden gelöst. Die Hüfte nach vorne schieben. Dabei bleibt der Rücken lang, ohne durchzuhängen. Die Hände stützen mindestens schulterbreit auf dem Boden, die Finger sind weit aufgefächert und zeigen leicht nach innen.

Bewegung

2 Die Arme zu einem Liegestütz beugen, die Ellbogen nach außen schieben. Dabei geht der Oberkörper nach vorne-unten, sodass die Brust zwischen die Hände kommt. Die Knie bleiben in ihrer Position. Wieder in die Ausgangsposition zurückkommen und 15-mal wiederholen.

Info: Zu Beginn kann der Bewegungsumfang der Push-ups klein sein. Es ist wichtiger, dass die Schultern und Schulterblätter korrekt positioniert bleiben und die Bewegung wirklich nach vorne und unten ausgeführt wird. Ansonsten ist es eine zu große Belastung für das Schultergelenk. Mit der korrekten Technik kann nach wenigen Wochen der Bewegungsumfang gesteigert werden.

WICHTIG

▶ Der Kopf muss immer in Verlängerung der Wirbelsäule bleiben und darf weder hängen noch sich überstrecken.

▶ Der Bereich zwischen den Schulterblättern bleibt während der Übung flächig. Unbedingt darauf achten, dass er nicht durchhängt. Das Gleiche ist wichtig für den unteren Rücken.

Variation

▶ Den Bewegungsumfang so klein halten, dass die Übung korrekt ausgeführt werden kann. Falls es trotzdem noch zu schwierig ist: Einfach die Füße auf dem Boden lassen.

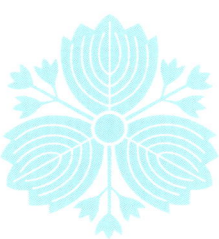

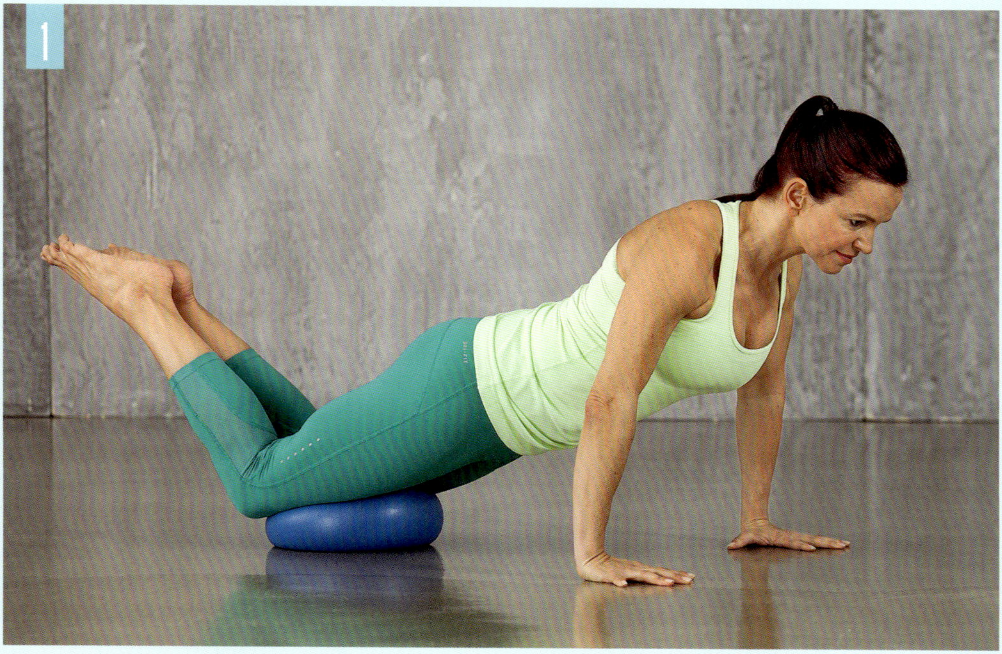

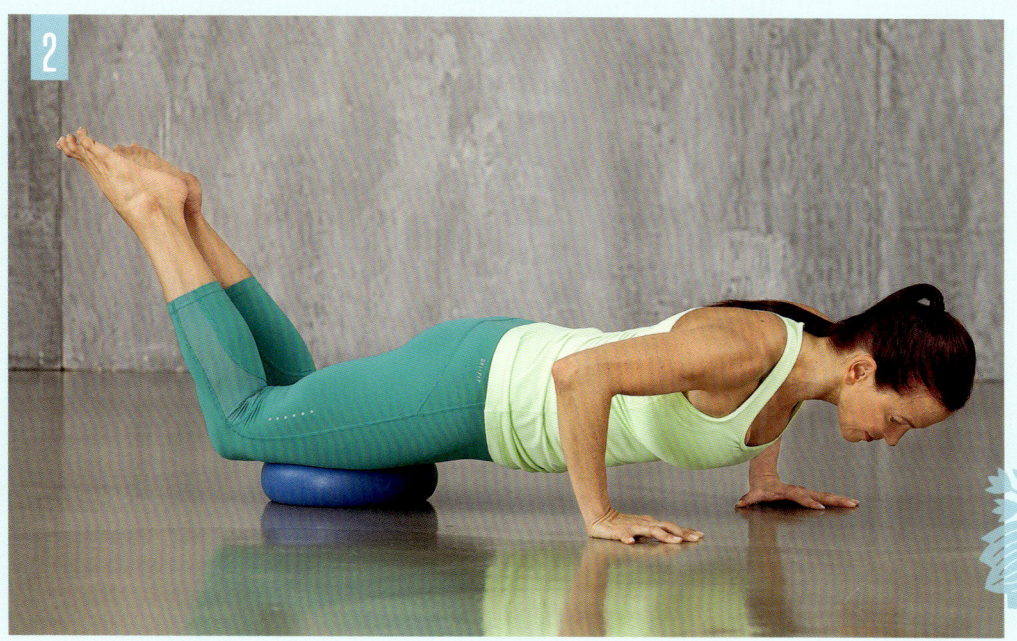

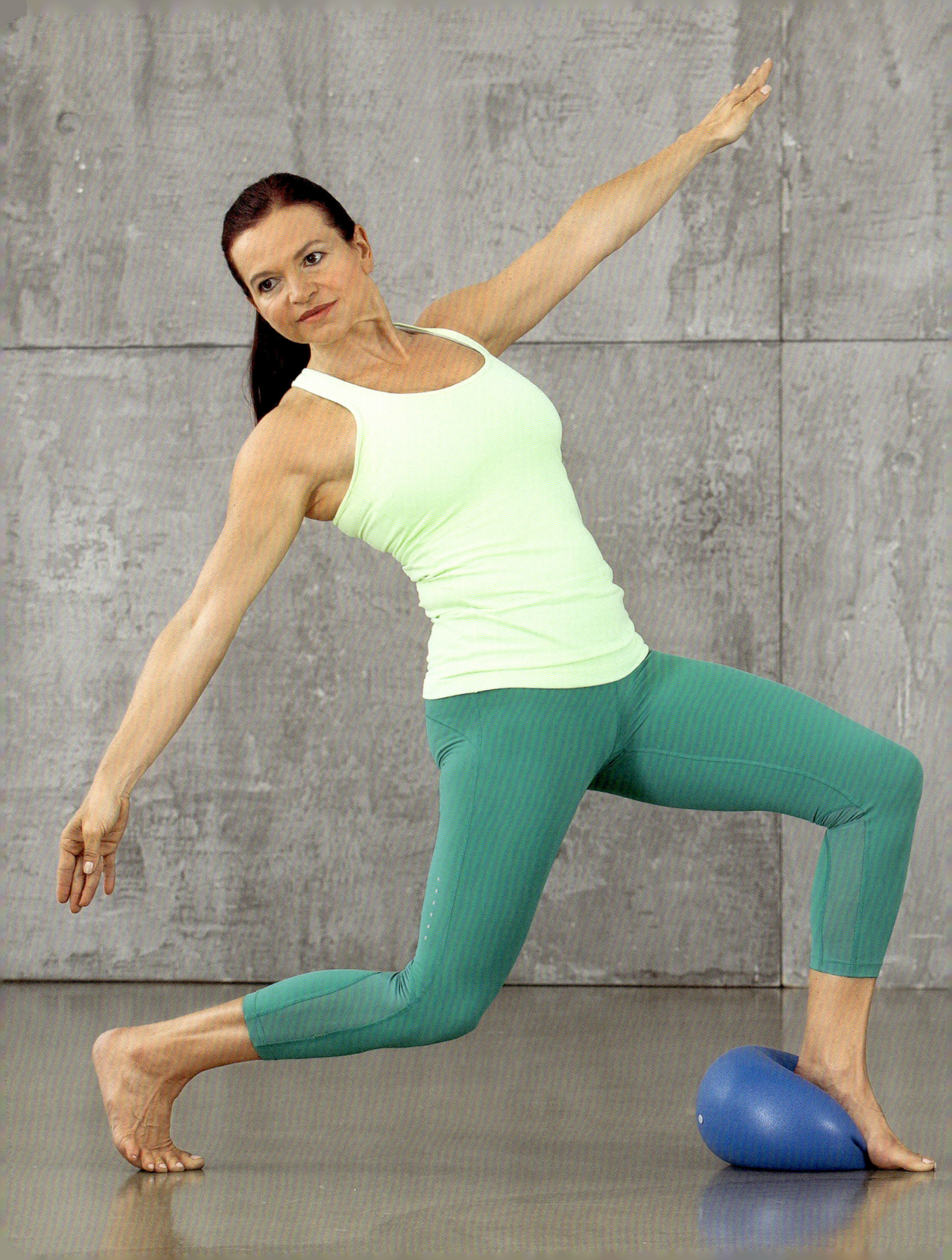

LEVEL 3

Die Übungen in diesem Level sind eine große Herausforderung und können vielleicht zu Beginn nur einzeln ins Workout integriert werden. Wie in den anderen beiden Levels zuvor gibt es auch hier wieder genügend Alternativen, um sich an die Übungen heranzuarbeiten.

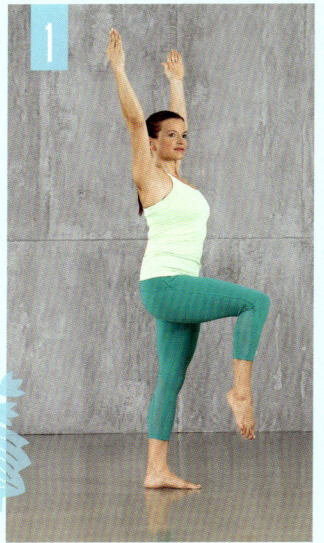
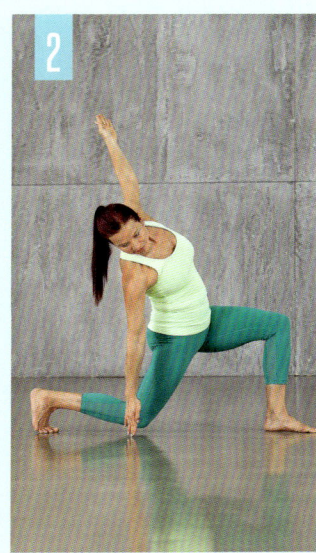
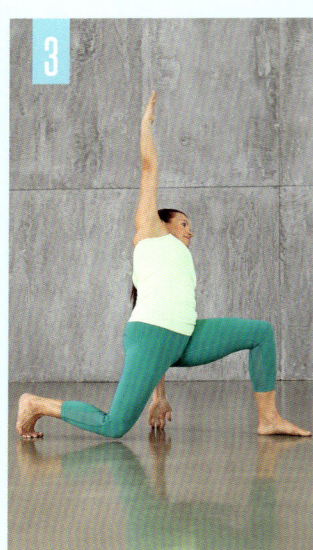

Windmill Lunge

Ausgangsposition

1 Auf dem linken Bein stehen, dabei beide Arme in einem V nach oben strecken. Mit den Augen einen festen Punkt fixieren, um die Balance besser halten zu können.

Bewegung

2 Das rechte Bein mit einem großen Schritt nach hinten aufsetzen, dabei kommt der linke Arm nach oben, die rechte Hand berührt den Boden neben dem Knie.

3 Dann die Arme einmal wechseln, sodass der rechte Arm nach oben zeigt und die linke Hand den Boden neben der Hüfte berührt. Beide Arme und das rechte Bein wieder zurück in die Ausgangsposition bringen. 15-mal wiederholen und dann die Seite wechseln.

WICHTIG

▶ Der Ausfallschritt muss so groß sein, dass beide Beine ungefähr einen 90-Grad-Winkel haben und die Füße parallel stehen.

▶ Beim Berühren des Bodens bleibt der Oberkörper lang und neigt sich nicht nach vorne.

▶ Beide Hüftknochen nach vorne drücken und gleichzeitig den Bauch nach innen ziehen.

Variation

▶ Wenn die Stabilisation noch schwerfällt, nur die Armbewegung ausführen und den Oberkörper ruhig lassen.

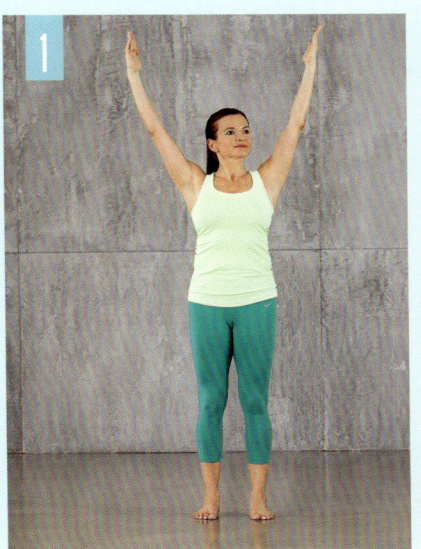

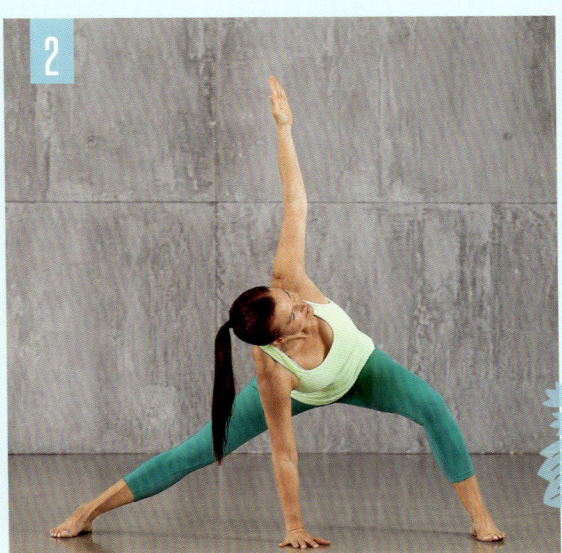

Side Step Rotation

Ausgangsposition
1 Auf beiden Beinen stehen, mit den Augen einen festen Punkt fixieren und beide Arme anheben.

Bewegung
2 Einen großen Schritt nach links machen, bis das rechte Bein gestreckt ist und das linke gebeugt. Die rechte Hand auf dem Boden aufsetzen und den linken Arm zur Decke rotieren lassen. Wieder zurück in die Ausgangsposition kommen und zur anderen Seite wechseln. Die Übung 15-mal zu jeder Seite wiederholen.

WICHTIG
▶ Das Gewicht liegt auf den Fersen und dem Po, nicht über die Knie schieben. Das andere Bein lang ausstrecken. Der Rücken bleibt dabei möglichst lang und der Kopf in Verlängerung der Wirbelsäule.

Variation
▶ Wenn die Übung noch nicht korrekt durchgeführt werden kann, wird die Armbewegung weggelassen.

Side Plank Rotation

Ausgangsposition

1 Den Körper auf dem linken Unterarm und Fuß balancieren, die rechte Hand ist am Kopf und der Ellbogen zeigt dabei nach oben. Das rechte Bein möglichst weit anheben.

Bewegung

2 Den rechten Fuß auf dem linken ablegen und gleichzeitig den rechten Ellbogen zum Boden rotieren lassen. Wieder zur Ausgangsposition zurück und 15-mal wiederholen, danach die Seite wechseln.

WICHTIG

▶ Der Ellbogen berührt bei jeder Rotation den Boden und die Hüfte wird konstant nach oben gedrückt.

▶ Die Schultern trotz der Stützposition nach unten ziehen und den Ellbogen wieder zur Ausgangsposition zurückführen.

▶ Auch in dieser Position bleiben die Schulterblätter auseinandergezogen und rutschen nicht zur Wirbelsäule. Kopf und Nacken sind in Verlängerung des Rückens.

Variation

▶ Wenn die Übung noch sehr schwerfällt, kann das obere Bein auf dem Boden bleiben.

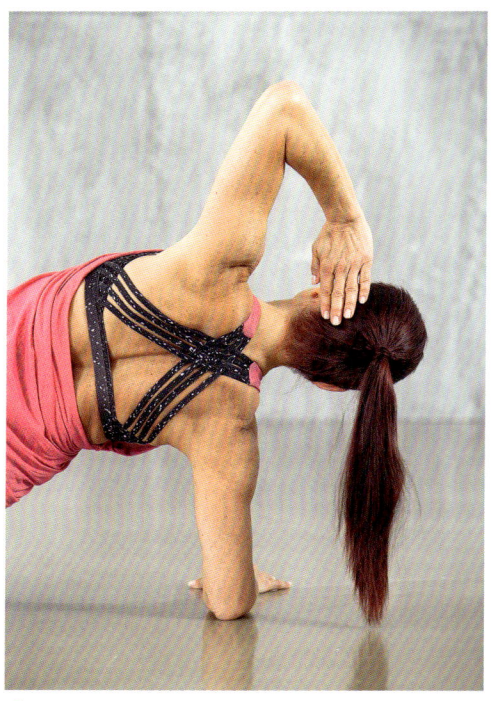

🌸 Auch im Seitstütz bleiben die Schultern nach unten gezogen und der Nacken lang.

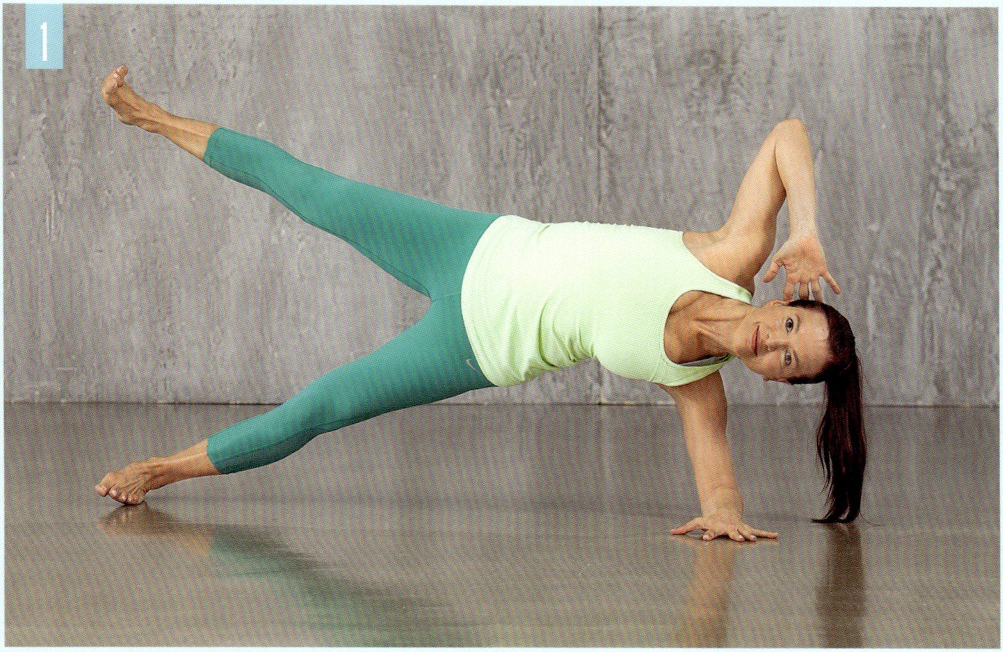

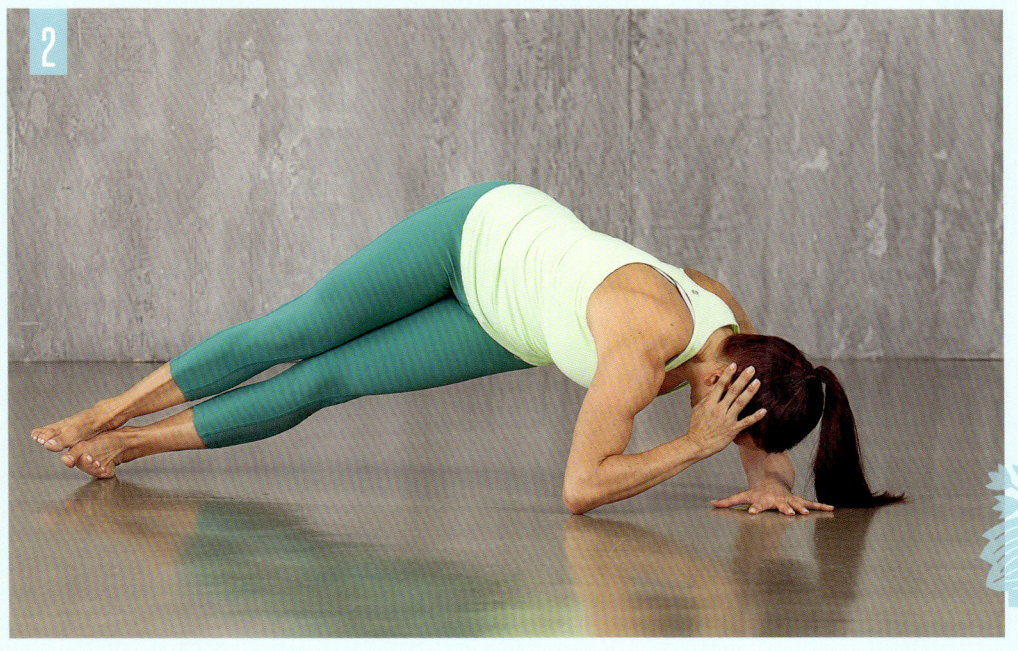

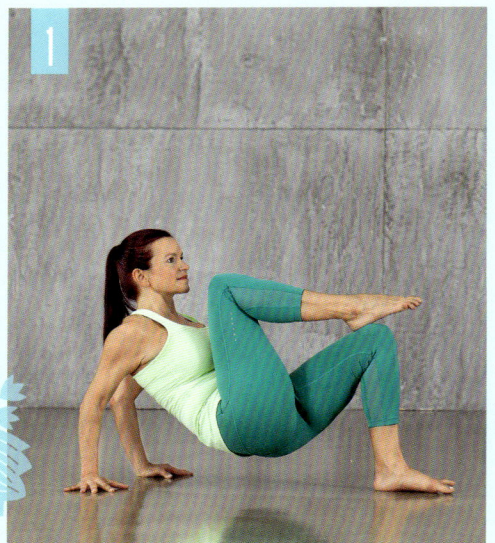

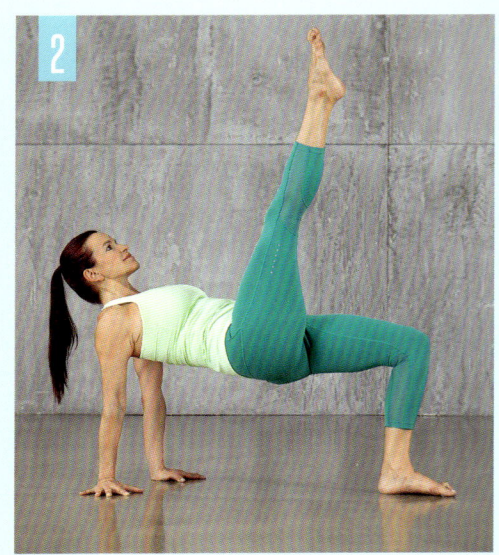

Single Leg Dips

Ausgangsposition

 Im umgekehrten Liegestütz die Füße unter den Knien und die Arme unter den Schultern positionieren. Dabei zeigen die Finger nach außen. Die rechte Ferse auf das linke Bein legen, dabei sind die Arme gebeugt.

Bewegung

2 Das rechte Bein und beide Arme strecken, dabei die Hüfte auch nach oben schieben. Arme und Bein wieder beugen und in die Ausgangsposition zurückkommen. 15-mal wiederholen und dann das Bein wechseln.

WICHTIG

▶ Die Schultern bleiben immer über den Händen und das Gewicht in den Armen und Fersen.

▶ Die Ellbogen beim Beugen leicht nach innen bewegen und dabei die Schulterblätter nach unten ziehen.

▶ Die Hüfte auf jeden Fall mit nach oben schieben.

Variation

▶ Falls die Übung noch sehr schwerfällt, einfach beide Füße auf dem Boden stehen lassen und nur die Arme mit dem Oberkörper bewegen.

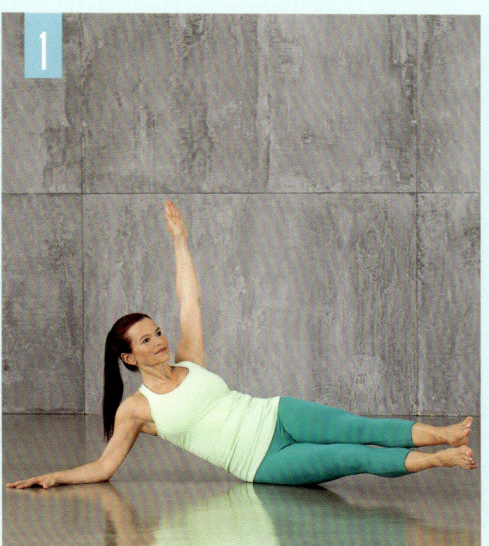

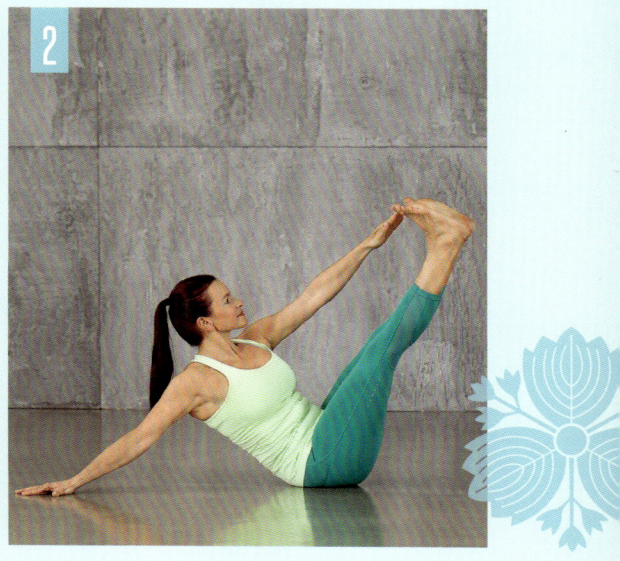

Half Jack Knife

Ausgangsposition

1 Auf die rechte Seite setzen, der rechte Unterarm balanciert den Oberkörper, beide Beine diagonal nach vorne ausstrecken. Der linke Arm ist nach oben gestreckt.

Bewegung

2 Beide Beine anheben, dabei bewegt sich die linke Hüfte nach hinten, bis die linke Pobacke auf dem Boden ist. Den Oberkörper und den rechten Unterarm ebenfalls anheben, die linke Hand zieht gestreckt zu den Füßen. Nach 15 Wiederholungen die Seite wechseln.

WICHTIG

▶ Die Bewegung kommt aus der Körpermitte! Der Unterarm balanciert den Oberkörper nur, ohne Gewicht zu tragen.

Variation

▶ Wenn das Heben der Beine noch sehr schwerfällt, können die Beine gebeugt werden und/oder der Unterarm auf dem Boden bleiben.

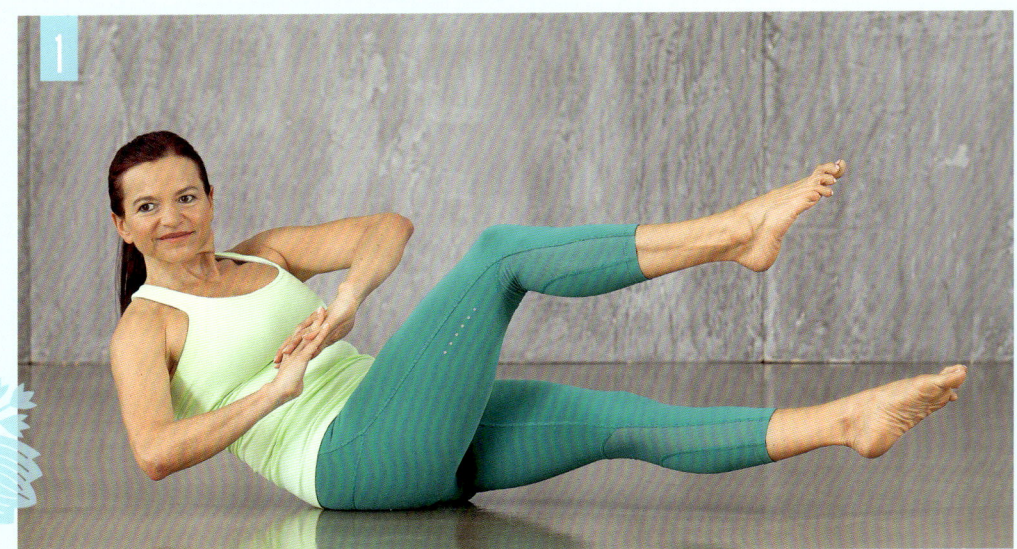

Russian Twist

Ausgangsposition

Im Sitzen den Bauch nach innen ziehen und die Füße vom Boden lösen, die Finger beider Hände vor der Brust verschränken. Das Gewicht liegt hinter den Sitzbeinhöckern, sodass der untere Rücken leicht gerundet ist.

Bewegung

1 Das linke Bein ausstrecken und das rechte Knie zur Brust ziehen, die Zehenspitzen sind gestreckt. Gleichzeitig rotiert der Oberkörper mit den Armen nach rechts. In die Ausgangsposition zurückkommen und zur anderen Seite bewegen. 15-mal zu jeder Seite wiederholen.

WICHTIG

▶ Obwohl der untere Rücken leicht gerundet ist, bleiben die Schultern nach unten gezogen, sodass ein Gefühl der Länge entsteht.

▶ Die Bauchspannung muss den Rücken und das Becken halten.

Variation

▶ Wenn die Spannung noch nicht gehalten werden kann, dürfen die Füße abwechselnd auf dem Boden bleiben und nur ein Knie zieht zur Brust. Das andere Bein ist auf dem Boden aufgestellt.

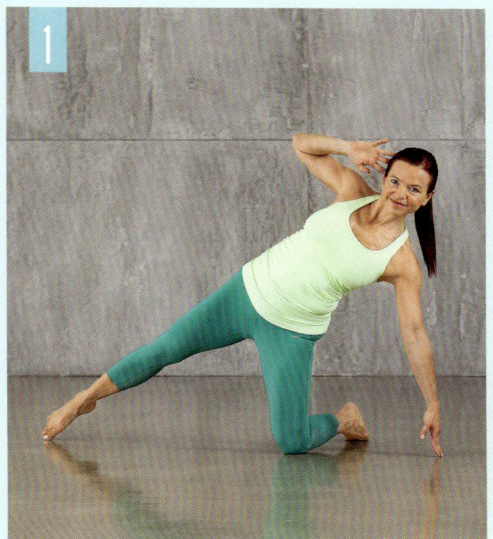

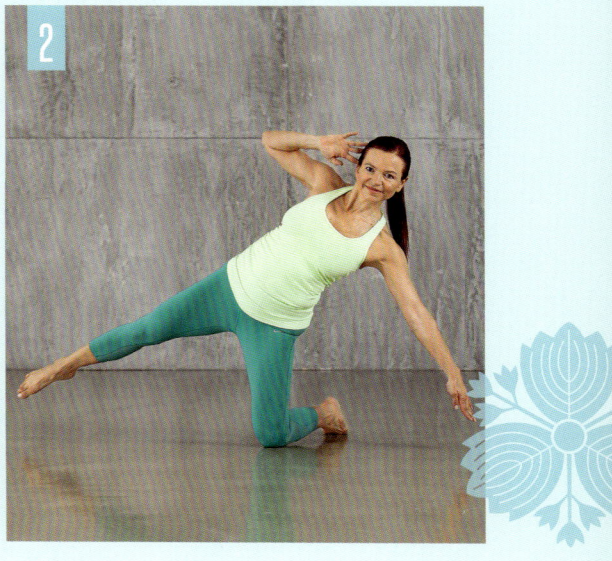

Kneeling Side Bend

Ausgangsposition

1 Das linke Knie auf dem Boden positionieren, das rechte Bein zur Seite ausstrecken. Die rechte Hand an den Kopf legen und mit den Fingerspitzen der linken Hand auf dem Boden balancieren. Der Körper ist in einer Linie ausgerichtet, die obere Hüfte gestreckt und der Bauch nach innen gezogen.

Bewegung

2 Oberkörper, rechtes Bein und linke Hand gleichzeitig heben und senken, ohne die Streckung der Hüfte zu verlieren.

WICHTIG

▶ Nicht die Höhe der Bewegung ist wichtig, sondern die Spannung im Körper! Die Oberkörperbewegung ist minimal und sollte möglichst langsam durchgeführt werden. Der Po darf nicht nach hinten ausweichen, sondern drückt die Hüfte nach vorne.

▶ Zwischen Kinn und Brustbein ist immer genug Platz, um den Nacken lang zu halten, dabei balanciert die Hand in der unteren Position auf dem Boden nur aus.

Variation

▶ Wenn die Bewegung noch zu schwierig ist, kann sie auch aufgeteilt werden: die Beine und den Rumpf unabhängig voneinander bewegen.

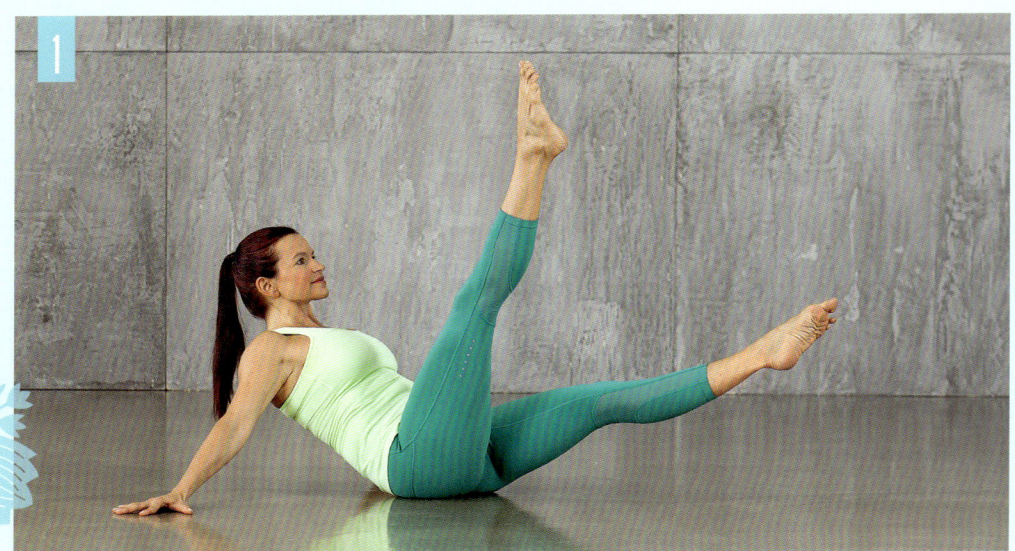

Circling Scissors

Ausgangsposition

1 In der sitzenden Position auf den Händen leicht abstützen und die Beine in eine Scherenposition bringen. Dabei ist das rechte Bein nach oben gestreckt, das linke nach schräg vorne. Das Gewicht liegt hinter den Sitzbeinhöckern. Die untere Lendenwirbelsäule ist leicht gerundet, aber der restliche Rücken lang gezogen.

Bewegung

Mit dem linken Bein kleine kontrollierte Kreise machen, ohne dass der Bauch seine Spannung verliert oder der Rücken sich mitbewegt. Nach 10 Wiederholungen die Richtung wechseln und danach die Beine.

WICHTIG

▸ Der Bauch muss die Spannung halten! Der Rücken bleibt immer gleich lang, ohne ins Hohlkreuz zu fallen, die Schultern sind dabei nach unten gezogen. Die Kraft kommt aus der Körpermitte, die Hände und Arme sind nur für das Halten der Balance auf dem Boden.

▸ Das untere Bein nur so weit absenken, wie die Übung korrekt ausgeführt werden kann.

Variation

▸ Wenn die Körpermitte noch nicht genügend Kraft hat, kann das obere Bein gebeugt zur Brust gezogen oder/und die Unterarme auf dem Boden abgelegt werden.

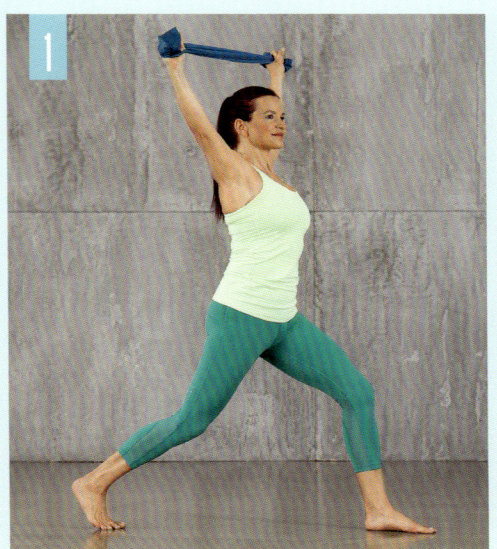

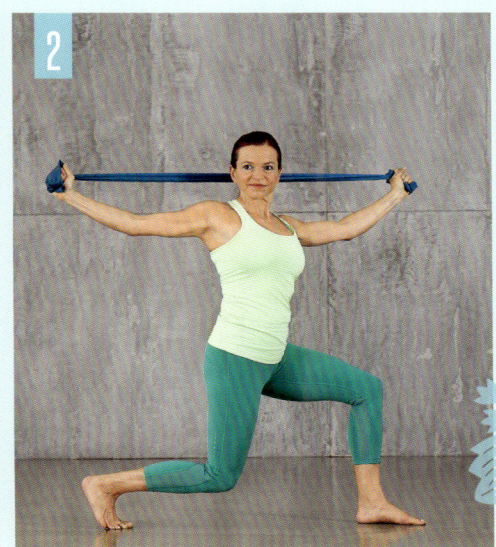

Lunge Rotation

Ausgangsposition
1 Der linke Fuß steht vorne, der rechte in einem großen Ausfallschritt hinten mit angehobener Ferse. Das Band doppelt mit beiden Händen über dem Kopf halten, dabei den Bauch anspannen und beide Hüftknochen nach vorne drücken.

Bewegung
2 Die Beine beugen und gleichzeitig das Band nach unten auseinanderziehen und nach rechts rotieren. Zurück zur Mitte und das Band wieder nach oben führen, dabei die Beine strecken. Nach 20 Wiederholungen die Seite wechseln.

WICHTIG
▶ Die rechte Hüfte und die rechte Ferse dürfen nicht rotieren! Mit Bauch- und Pospannung muss die Hüfte stabil nach vorne ausgerichtet werden und die Ferse parallel bleiben.

Variation
▶ Wenn die Stabilität in der Ausrichtung noch schwerfällt, können die Beine leicht gebeugt in Position bleiben und nur der Oberkörper mitsamt den Armen wird bewegt.

Lunge Standing Balance

Ausgangsposition

1 Auf dem linken Bein stehen und das doppelt gelegte Band über dem Kopf gespannt halten, dabei beide Schultern nach unten ziehen. Das linke Knie ist ganz leicht gebeugt und der Bauch angespannt, um den Rücken lang und stabil zu halten. Den Blick auf einen festen Punkt fixieren und das rechte Knie bis auf Hüfthöhe anheben.

Bewegung

2 Das rechte Bein mit einem großen Schritt nach hinten aufsetzen, sodass nur die Zehen und der Ballen auf dem Boden sind; die Ferse bleibt dabei angehoben. Die Hände berühren ohne Druck den Boden, beide Beine sind gebeugt und das Gewicht ist auf der linken Ferse. Rücken und Kopf bleiben in einer Linie. Mit Bauchspannung und Kraft aus den Beinen zur Ausgangsposition zurückkommen und die Position ausbalancieren.

3 Die Arme mit dem lockeren Band nach vorne senken und das rechte Bein darüberheben. Das Standbein kann dabei gebeugt und der Rücken gerundet werden. Das rechte Bein möglichst lang ausstrecken und dabei den

Körper aufrichten. Wieder zurückführen in die Ausgangsposition und nach 15 Wiederholungen die Seite wechseln.

WICHTIG

▶ Trotz der vielen Positionswechsel muss der Oberkörper immer wieder lang gezogen und aufgerichtet werden. Durch die Bewegung findet immer ein Wechsel zwischen runder und langer Wirbelsäule statt. Das muss mit viel Bauchspannung ausgeglichen werden.

▶ Den Schritt nach hinten groß genug machen, damit das vordere Knie genug Platz hat und sich nicht über die Fußspitze bewegt. Dabei darf sich der hintere Fuß nicht verdrehen, sondern steht genau parallel.

▶ Um die Stabilisation zu erleichtern, ist ein Fixpunkt für die Augen hilfreich.

Variation

▶ Wenn die Balancearbeit noch sehr große Schwierigkeiten macht, kann die Übung auch ohne Band ausgeführt werden, sodass die Arme zum Ausbalancieren frei sind.

▶ Falls sich die Übung auch dann noch sehr instabil anfühlt, kann sie aufgeteilt werden. Die einzelnen Elemente trainiert man dann getrennt voneinander.

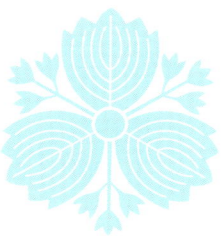

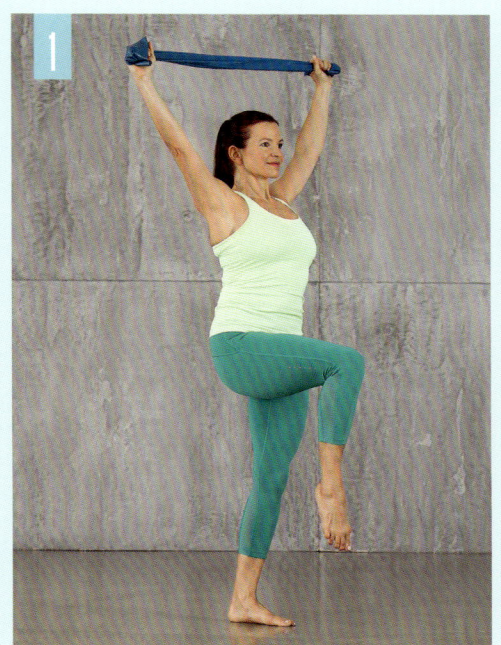

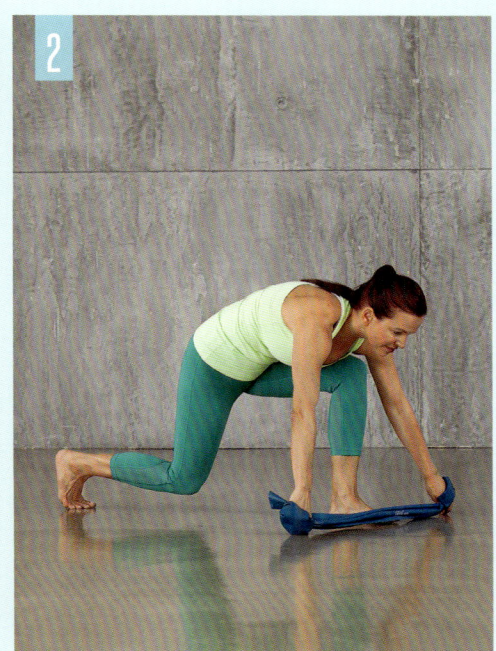

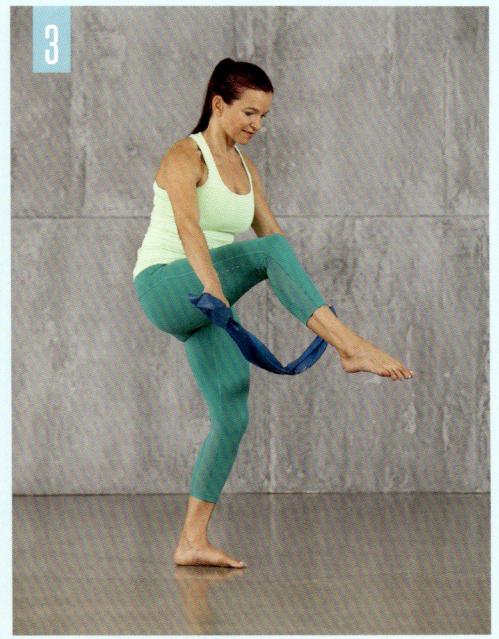

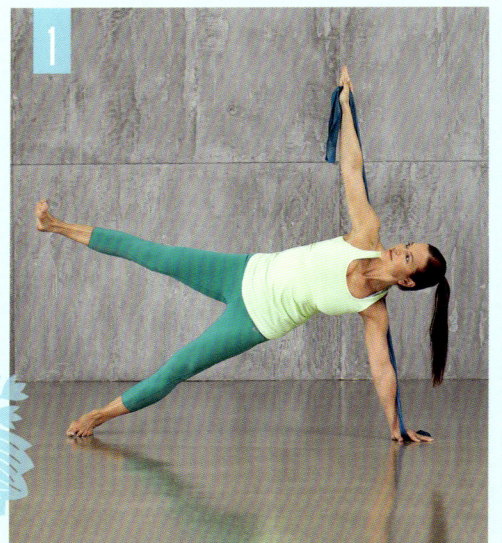

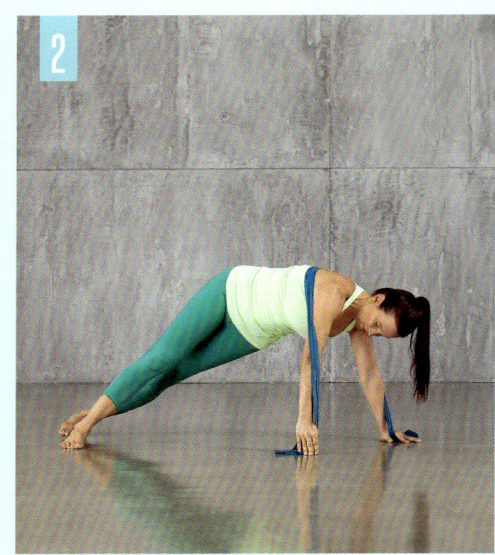

High Side Plank

Ausgangsposition

1 Das Band doppelt gelegt hinter dem Rücken entlangführen, beide Hände halten es fest. Den Körper auf dem linken Arm und dem linken Fuß stabilisieren, das rechte Bein und der rechte Arm sind nach oben gestreckt.

Bewegung

2 Den rechten Fuß vor den linken auf den Boden aufsetzen, der rechte Arm und der Oberkörper rotieren nach vorne, die Hüfte dabei nach oben schieben. Zurück in die Ausgangsposition kommen und die Bewegung 15-mal wiederholen, danach die Seite wechseln.

WICHTIG

▶ Die Bauchspannung muss konstant gehalten werden, um die Position zu stabilisieren und die Hüfte oben halten zu können.

▶ Die Schultern nach unten ziehen und die Schulterblätter stabilisieren.

Variation

▶ Wenn die Übung noch nicht sicher stabilisiert werden kann, darf das obere Bein auf dem Boden bleiben.

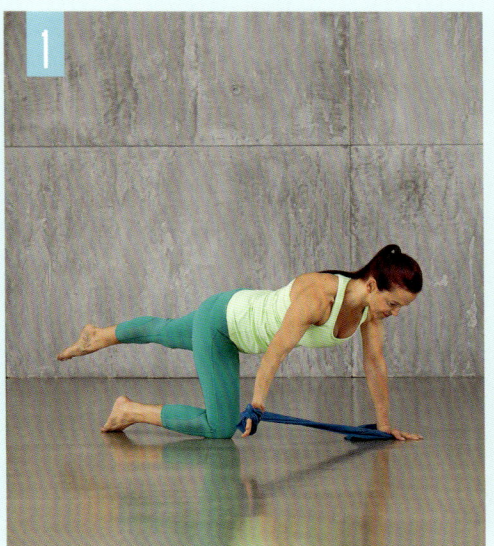

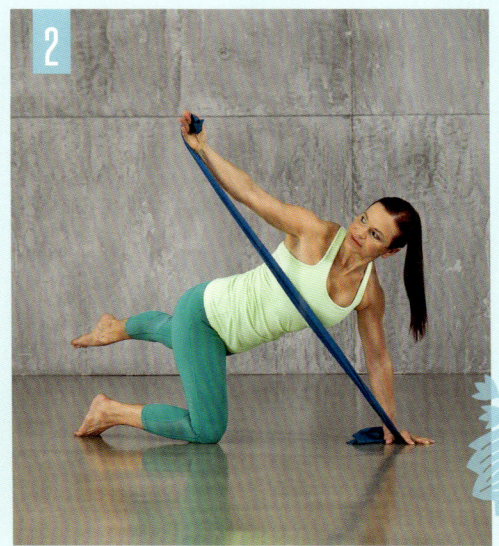

All Fours Rotation

Ausgangsposition

1 Das Band doppelt gelegt mit beiden Händen halten (siehe **Detailbild** unten). Die linke Hand und das rechte Knie befinden sich auf dem Boden. Die rechte Hand und das linke Bein schweben knapp über dem Boden. Die Hüfte ist parallel zum Boden und der Kopf mit dem Rücken in einer Linie.

Bewegung

2 Das linke Bein bis auf Hüfthöhe anheben und gleichzeitig den rechten Arm und den Rumpf aufrotieren. In die Ausgangsposition zurückkommen, ohne Hand und Fuß abzusetzen. 20-mal wiederholen und dann die Seite wechseln.

WICHTIG

▶ Die Hüfte muss immer parallel zum Boden bleiben. Der untere Rücken wird durch die Bauchspannung stabil gehalten. Trotzdem soll die Rotationsbewegung möglichst groß sein.

Alternative

▶ Wenn die Stabilisation noch sehr schwerfällt, kann der Fuß auch auf dem Boden bleiben.

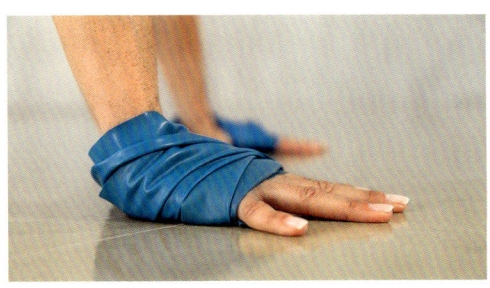

Leg Lift mit Bizeps Curl

Ausgangsposition

1 Das Band mindestens 2-mal um die Füße wickeln, auf die linke Seite legen und mit der rechten Hand das Band unter Spannung festhalten. Der Oberkörper liegt nicht am Boden bzw. auf der Matte, sondern wird ausbalanciert, ebenso die obere rechte Hüfte. Beide Beine schräg nach vorne ausstrecken und den rechten Arm gebeugt halten.

Bewegung

2 Beide Beine und den Oberkörper anheben, dabei den rechten Arm strecken. Die rechte

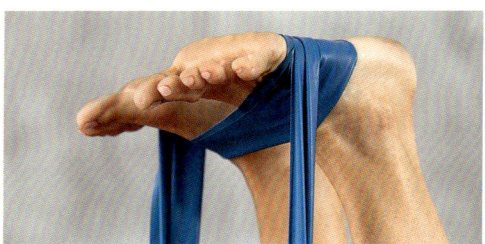

🍀 Das Band perfekt um die Füße gewickelt, ohne sie einzuschneiden.

Hüfte bleibt immer noch ohne Bodenkontakt, darf aber etwas abgesenkt werden. Beim Zurückführen geht die Hüfte wieder etwas nach vorne.

WICHTIG

▶ Die Bewegung kommt aus der Körpermitte, der linke Arm unterstützt sie nur.

▶ Das Band hat immer Spannung und der Arm macht den vollen Bewegungsumfang beim Bizeps Curl.

▶ Falls die Position für die Hüfte unbequem ist, kann gerne ein extra Handtuch oder Kissen untergelegt werden.

▶ Die Füße neutral ausrichten oder leicht nach außen drehen, aber nie nach innen. Der Rücken bleibt während der Übung immer lang und die Schultern werden nach unten gezogen.

Alternative

▶ Die Übung wird etwas einfacher, wenn die Beine leicht angewinkelt werden. Alternativ kann die Armbewegung weggelassen werden; die Arme werden dann nur zum Halten des Bandes eingesetzt.

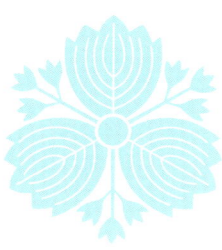

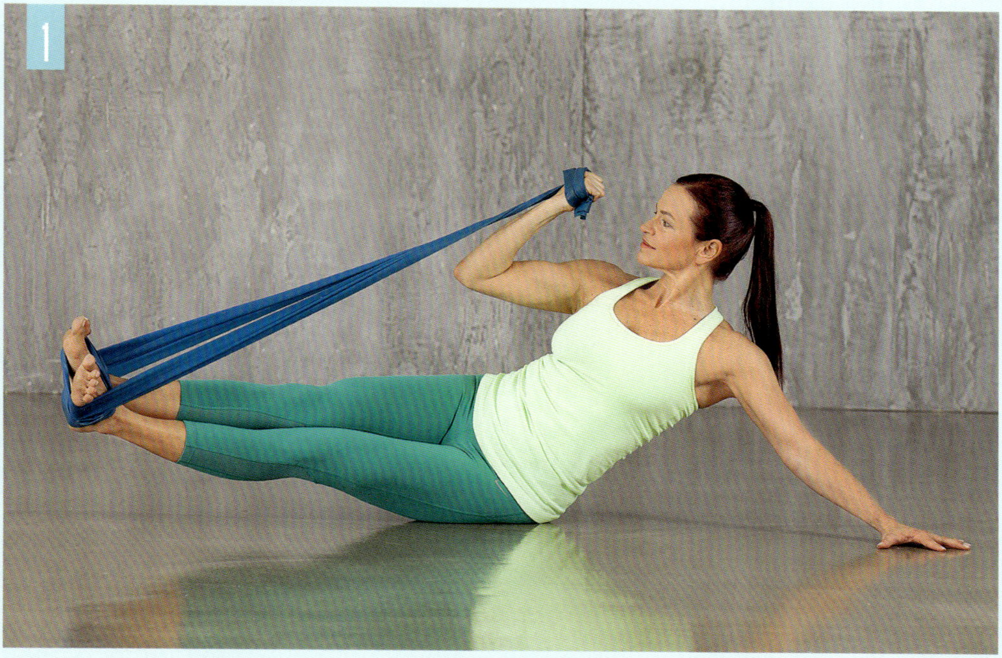

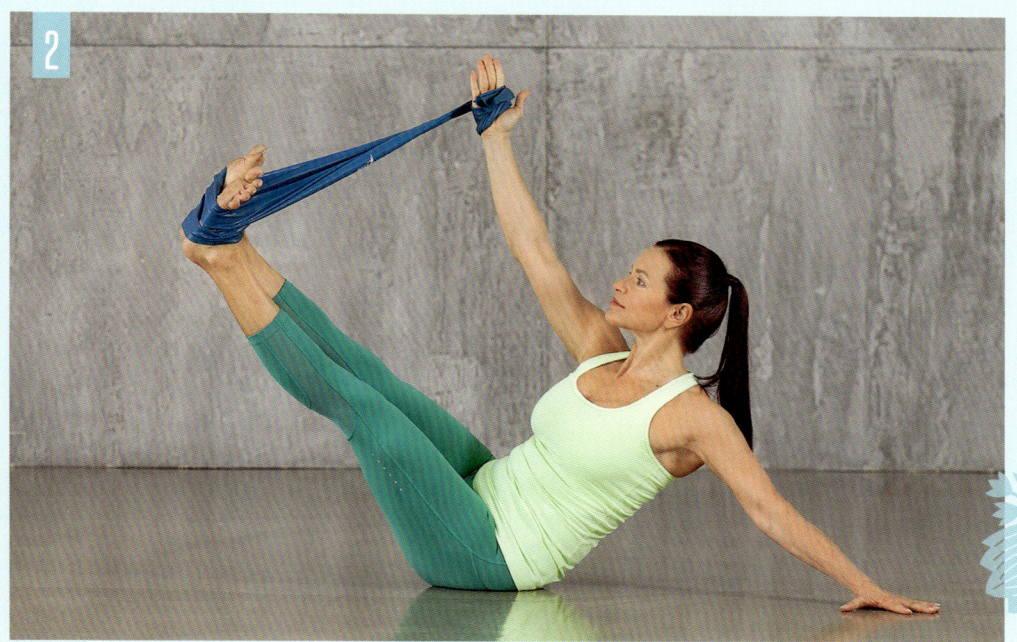

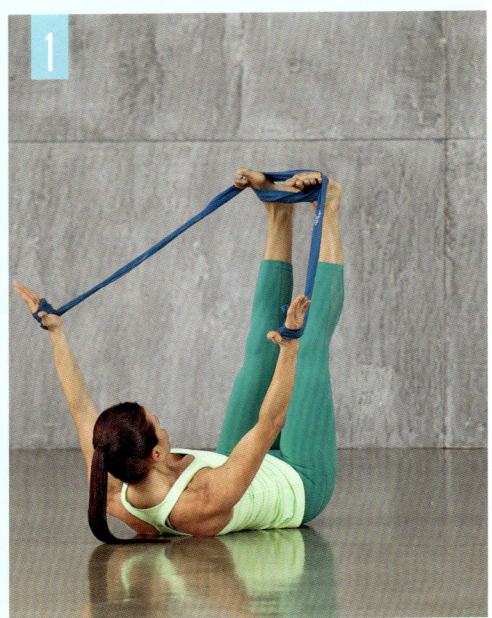

Star

Ausgangsposition

1 Das Band mehrmals um Hände und Füße wickeln, bis es gut gespannt ist. Der Kopf und die Schultern sind vom Boden abgehoben, die Lendenwirbelsäule liegt auf dem Boden auf. Die Beine nach oben strecken, etwas vor der Hüfte.

Bewegung

2 Das Band mit Armen und Beinen auseinanderziehen und danach wieder zur Ausgangsposition zurückkommen. Beim Auseinanderziehen die Arme Richtung Boden bewegen und die Beine von der Körpermitte weg.

WICHTIG

▶ Der Rücken muss immer Kontakt mit dem Boden bzw. der Matte haben und darf nicht mitwippen.

▶ Die Knie und Fußspitzen leicht nach außen drehen, um eine Innenrotation zu vermeiden.

▶ Schultern und Schulterblätter während der Armbewegung nach unten ziehen.

▶ Unbedingt den Bewegungsumfang an die Haltekraft des Rumpfes anpassen.

Variation

▶ Falls sich die Übung sehr instabil anfühlt oder sie für den Nacken unangenehm ist, kann der Kopf auf einem zusammengefalteten Handtuch abgelegt werden.

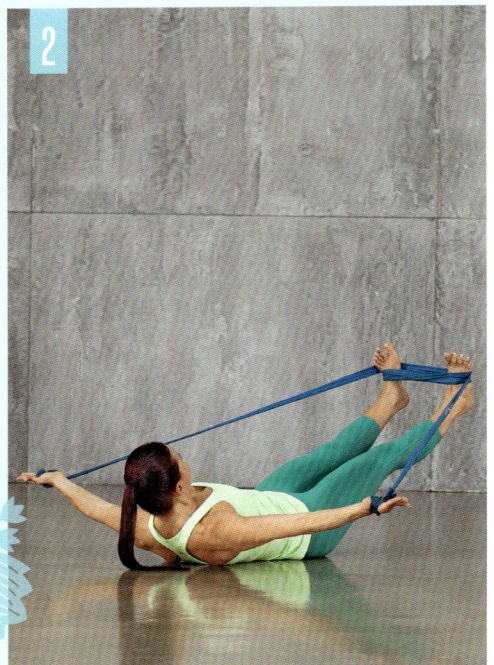

Balance Lunge mit Rotation

Ausgangsposition

1 Den Ball unter der linken Ferse positionieren, die Zehen und der Ballen bleiben auf dem Boden. Das rechte Bein mit angehobener Ferse mit einem großen Schritt nach hinten auf die Fußspitze stellen, dabei den Bauch anspannen und beide Hüften nach vorne drücken. Die Arme sind zur Seite ausgestreckt.

Bewegung

2 Beide Beine beugen und gleichzeitig mit dem Oberkörper nach hinten-rechts rotieren. Wieder zurück in die Ausgangsposition kommen. 15-mal wiederholen, danach die Seite wechseln.

WICHTIG

▶   Das vordere Knie muss immer hinter den Zehen bleiben und die hintere Ferse darf sich nicht verdrehen.

▶   Der Bauch muss so viel Spannung haben, dass sich der Rücken komplett unterstützt anfühlt.

Variation

▶   Wenn sich die Kombination aus Rotation und Nach-hinten-Neigen zu instabil anfühlt, kann auch nur die Rotation ausgeführt werden.

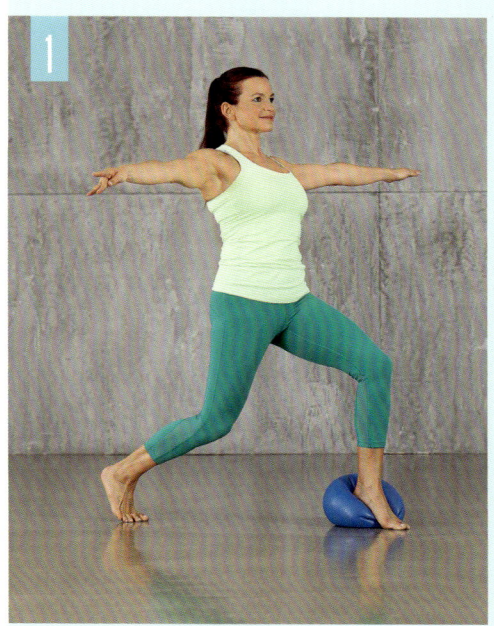

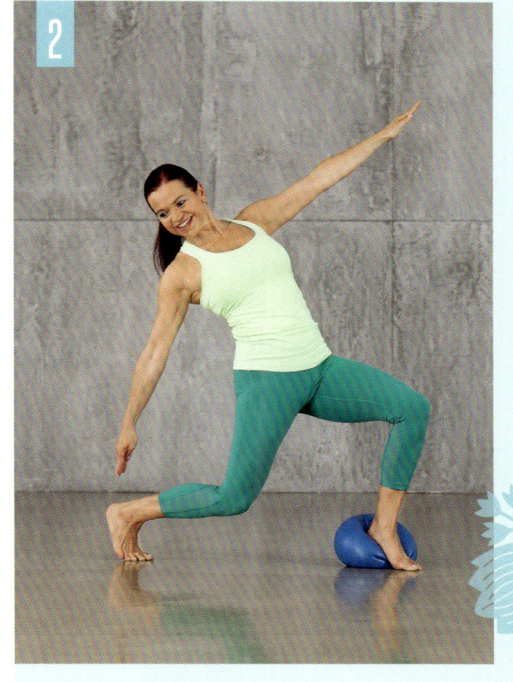

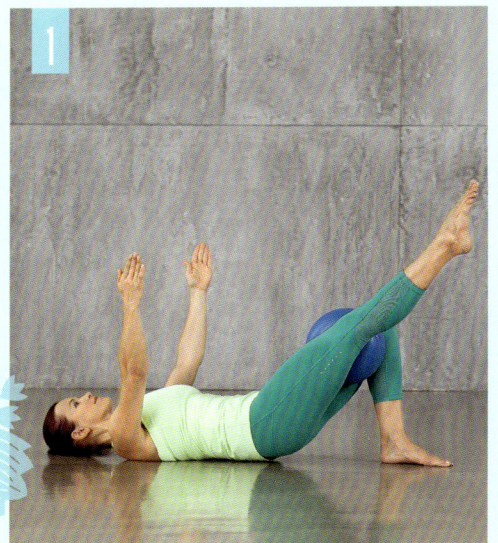

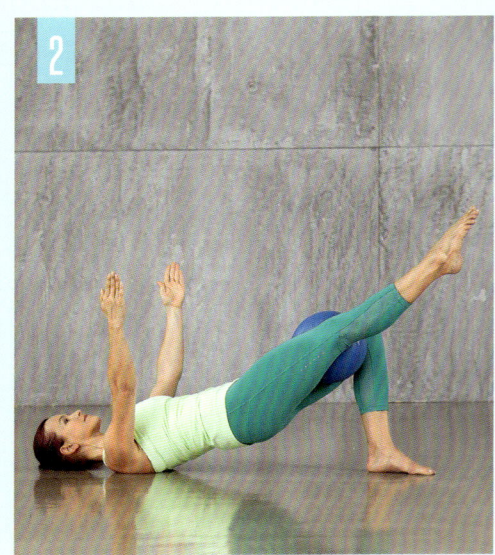

Pelvis Stabilisation

Ausgangsposition
 Der Ball ist in Rückenlage zwischen den Oberschenkeln eingeklemmt, der linke Fuß ist fest auf dem Boden aufgestellt und der Po schwebt über dem Boden. Das rechte Bein ausstrecken, die Oberschenkel sind parallel. Beide Arme zur Decke ausstrecken und das Schambein nach oben drücken.

Bewegung
Das Becken ein kleines Stück anheben und wieder zurück in die Ausgangsposition bringen, währenddessen den Ball zusammendrücken. 20-mal wiederholen und dann das Bein wechseln.

WICHTIG
▶ Der Po darf während der Bewegung nicht absinken, beide Hüftknochen sind dabei gleich hoch und werden durch den Druck am Ball dort gehalten. Der Fuß steht fest auf dem Boden und hilft, das Becken in seiner Position zu halten.
▶ Das Brustbein sinkt weich auf den Boden bzw. die Matte, sodass sich die Brustwirbelsäule nicht überstrecken kann.

Variation
▶ Wenn das Becken die Stabilität noch nicht halten kann, dürfen die Hände auf dem Boden bleiben und mithelfen, allerdings mit möglichst wenig Druck.

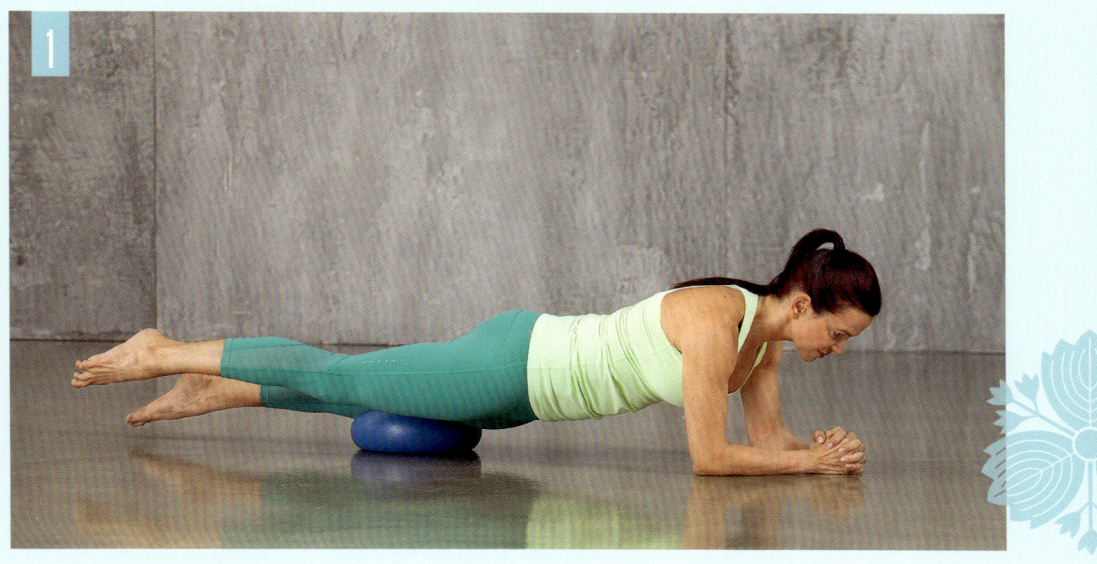

Plank Balance

Ausgangsposition

Im Unterarmstütz den Ball unter dem linken
Knie positionieren und die Finger verschränken.
Das rechte Bein und den linken Fuß vom
Boden lösen und dabei das Becken stabil
halten. Kopf und Rücken bilden eine Linie,
der Brustkorb wird leicht nach oben gedrückt.

Bewegung

1 Das rechte Bein mit einem kleinen Bewegungsumfang heben und senken, ohne den
Boden zu berühren. Nach 20 Wiederholungen
die Seite wechseln.

WICHTIG

▶ Die Bewegung so klein und langsam ausführen, dass das Becken immer gerade und
stabil bleiben kann. Dafür muss der Bauch
konstant nach innen gezogen werden und
die Schulterblätter nach unten, ohne dass
der Bereich dazwischen durchhängt.

Variation

▶ Wenn die Hüfte noch nicht stabil gehalten
werden kann, darf der linke Fuß auf dem Boden
unterstützen.

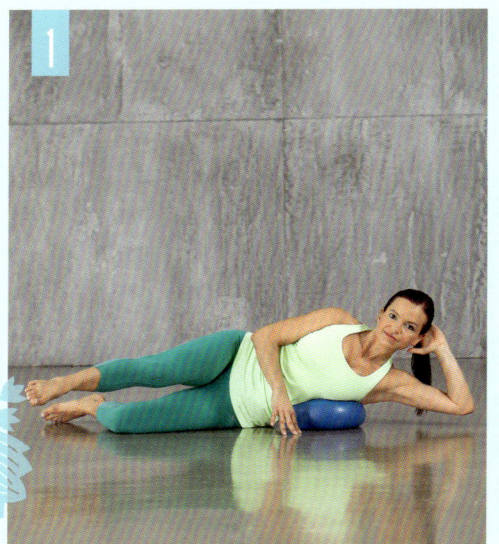

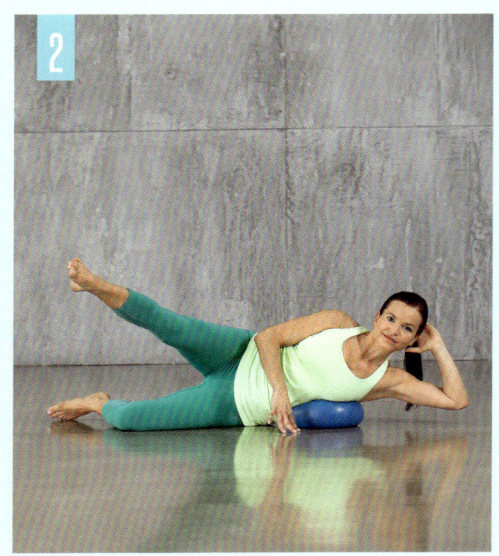

Hip and Waist Teaser

Ausgangsposition

1 Auf die linke Seite legen, den Ball unter den Rippen positionieren. Die linke Hand hält den Kopf, der rechte Arm balanciert, das rechte Bein ist nach vorne ausgestreckt. Bein und Arme schweben lassen und mit der Bauch- und Rumpfspannung die Position halten.

Bewegung

2 Das rechte Bein mindestens auf Hüfthöhe anheben und bis kurz vor dem Boden senken. 20-mal wiederholen und dann die Seite wechseln.

WICHTIG

▶ Der Oberkörper bleibt ruhig mit lang gezogener Wirbelsäule und die obere Hüfte nach vorne gedrückt, dabei die Ferse nach vorne schieben.

▶ Den Kopf in der Hand abgelegt halten, ohne den Nacken zu verspannen oder am Kopf zu ziehen.

Variation

▶ Falls sich die Übung noch sehr instabil anfühlt, kann die obere Hand vorne balancieren (siehe Bild 2) oder auch der untere Ellbogen abgelegt werden.

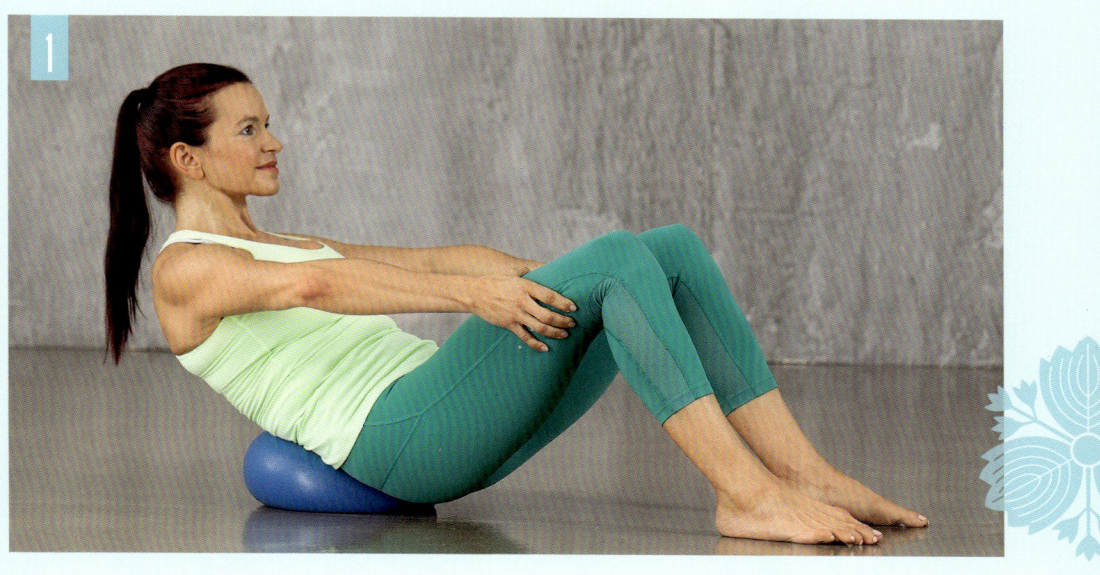

Crunch

Ausgangsposition

Der Ball liegt unter dem Kreuzbein, die Füße sind fest am Boden aufgestellt und der Po schwebt. Beide Arme nach vorne ausstrecken und das Schambein nach oben drücken.

Bewegung

1 Den Oberkörper ein kleines Stück anheben und wieder zurück in die Ausgangsposition bringen. Die Übung 20-mal wiederholen.

WICHTIG

▶ Der Po darf während der Bewegung nicht absinken. Die Füße stehen mit festem Druck auf dem Boden und helfen, das Becken in seiner Position zu halten.

▶ Der Bewegungsumfang für den Oberkörper ist klein; der Oberkörper wird vom Bauch in seiner Position gehalten.

Variation

▶ Die Hände können an den Oberschenkeln unterstützen, dann fällt die Übung etwas leichter (siehe Bild).

Oblique Crunch

Ausgangsposition

 Im Sitzen den Ball zwischen den Schulterblättern positionieren und die Hände hinter dem Kopf verschränken bzw. nur leicht an den Hinterkopf legen. Den Bauch nach innen ziehen und die Beine in eine Scherenposition bringen, sodass das linke Bein vorne ist. Je tiefer das linke Bein abgesenkt ist, umso schwieriger ist die Übung. Dabei zieht das Schambein leicht nach oben und der untere Rücken ist minimal gerundet.

Bewegung

Das rechte Bein beugen und zur Brust ziehen, dabei den linken Ellbogen zum rechten Knie führen und den Oberkörper mit anheben.

Das rechte Bein wieder nach oben strecken und den Oberkörper zurück in die Ausgangsposition bringen, ohne das ganze Gewicht auf dem Ball abzulegen. Das linke Bein bleibt dabei ruhig und stabil. Nach 15 Wiederholungen die Seite wechseln.

WICHTIG

▶ Der Ball und das untere Bein bleiben ruhig und stabil, der Ellbogen und das Knie berühren sich bei jeder Bewegung. Die Bewegung ohne Schwung ausführen, dafür mit sehr viel Bauchspannung. Der untere Rücken muss in seiner Position immer gleich bleiben, ohne ins Hohlkreuz zu kippen. Wenn es sich noch nicht gut anfühlt, kann der Ball etwas höher Richtung Kopf positioniert werden, dann fällt es leichter, das Schambein leicht nach oben zu ziehen und den Rücken zu stabilisieren.

Variation

▶ Das linke Bein kann auch auf dem Boden aufgestellt werden, dann fällt die Übung wesentlich leichter.

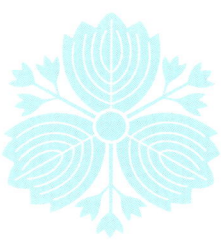

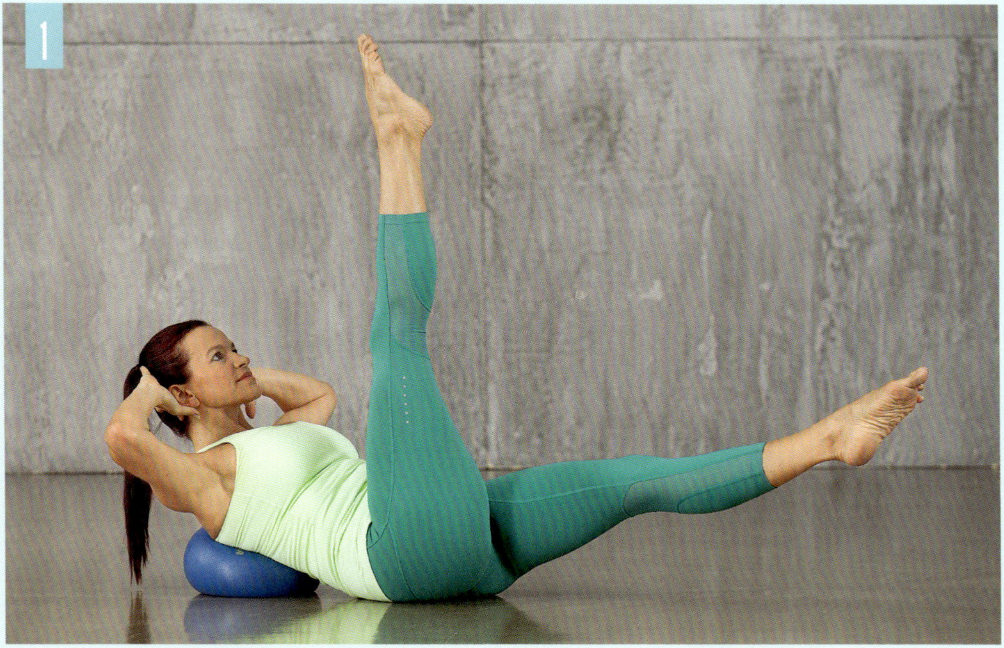

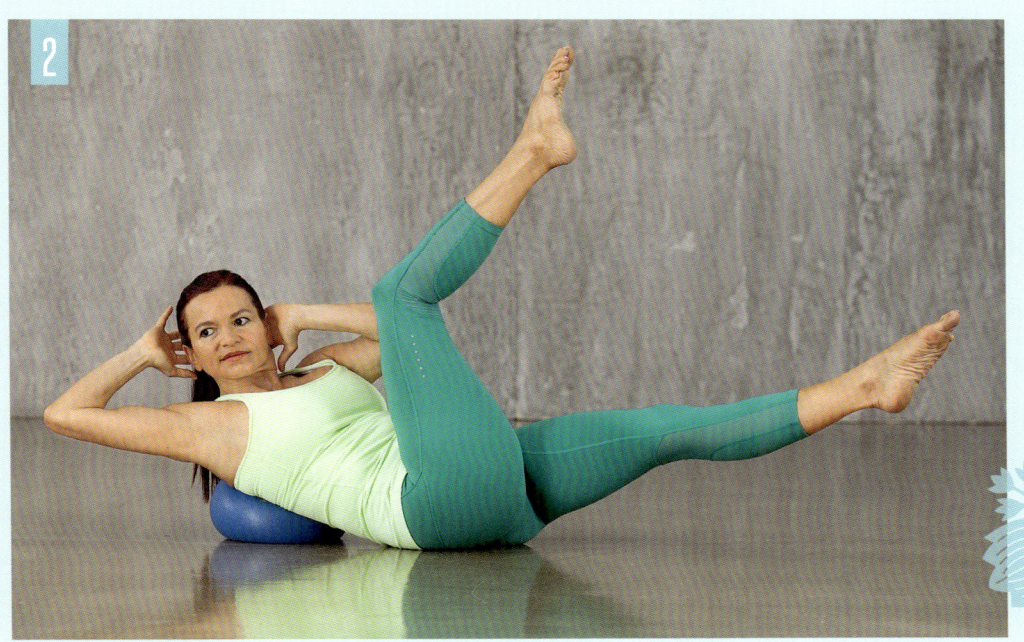

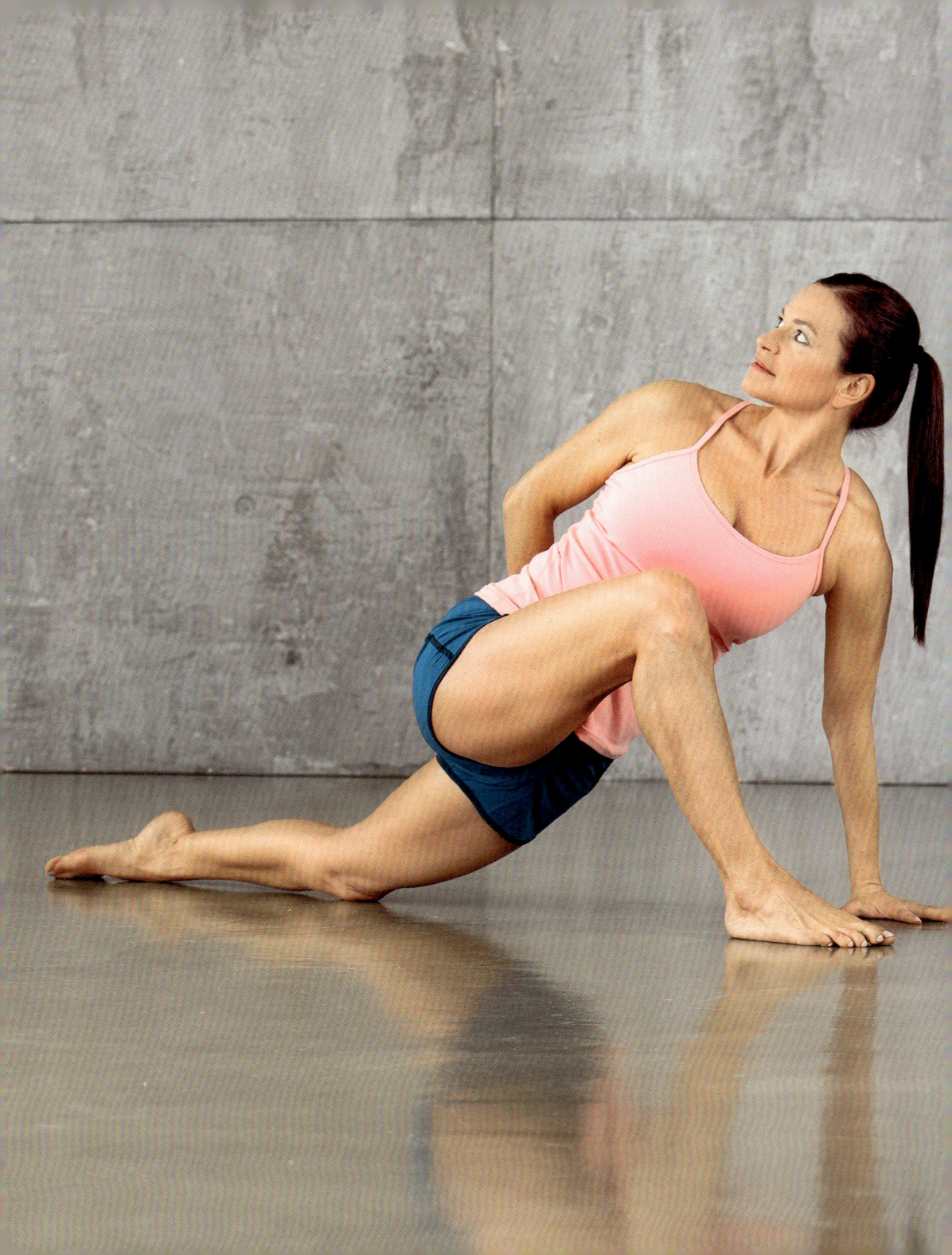

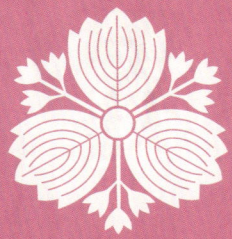

STRETCHING

Nach einem intensiven Training haben sich Körper und Seele Stretching verdient! Die Muskeln werden wieder geschmeidiger und die Gelenke beweglicher, man fühlt sich sofort entspannt und tankt neue Energie. Dadurch stehen und gehen Sie aufrechter und leichtfüßiger.

WARUM STRETCHING WICHTIG IST

Es gibt sehr viele unterschiedliche Meinungen zum Thema Dehnen, in drei Punkten sind sich aber die meisten einig: Es hilft leider nicht gegen Muskelkater, sollte nicht ohne Aufwärmen durchgeführt werden und ist für die meisten Menschen sehr wichtig, da sie zu unbeweglich sind. Außerdem kann es bei Schmerzen sowohl mental über die entspannende Wirkung helfen, als auch über die bessere Beweglichkeit der gelenksumgebenden Strukturen. Eine verbesserte Beweglichkeit lässt einen sofort aufrechter stehen und gehen. Das Strecken und Langziehen gehört genauso zum Training wie das Anspannen und Zusammenziehen.

Die Dehnübungen sollen für mindestens 30 Sekunden gehalten werden. Manchmal fühlt man auch, dass es gut wäre, noch länger in der Position zu bleiben. Dehnen kann sehr viel Zug auslösen, das ist normal und soll auch deutlich zu spüren sein, aber es darf kein stechender Schmerz sein. In den Dehnpositionen sollte auf eine gleichmäßig fließende Atmung geachtet werden, denn dadurch löst sich die Spannung wesentlich schneller.

Das Dehnprogramm sollte wie das Aufwärmen in Fleisch und Blut übergehen und möglichst komplett ausgeführt werden. Da jede Position ca. 30 Sekunden gehalten wird, dauert das gesamte Dehnprogramm mit ein bisschen Übung nicht mehr als 7 Minuten. Falls es doch mal zeitlich sehr knapp wird, können auch nur die Übungen Hip and Shoulder sowie Seated Twist durchgeführt werden.

Happy Baby

In Rückenlage die Füße oder Knöchel fassen und beide Knie Richtung Achselhöhle ziehen, die Fußsohlen zeigen zur Decke. Der untere Rücken wird maximal gerundet. Der Kopf ist dabei bequem abgelegt, zum Beispiel auf einem Kissen, sodass sich die Halswirbelsäule nicht überstrecken muss. Mit sanften und kleinen Bewegungen nach rechts und links für ca. 30 Sekunden bekommt der Rücken eine Massage und kann sich entspannen.

Crocodile

In Rückenlage das rechte Bein über das linke schlagen und beide Beine nach rechts ablegen. Dabei darf sich die linke Hüfte vom Boden lösen, die Schultern bleiben jedoch am Boden. Der Kopf dreht nach links und mit sanftem Druck des rechten Beins wird das linke Knie immer weiter nach unten-rechts gezogen. Gleichzeitig sinkt die linke Schulter Richtung Boden und es entsteht eine Dehnung über die gesamte Diagonale. Nach ca. 30 Sekunden die Seite wechseln.

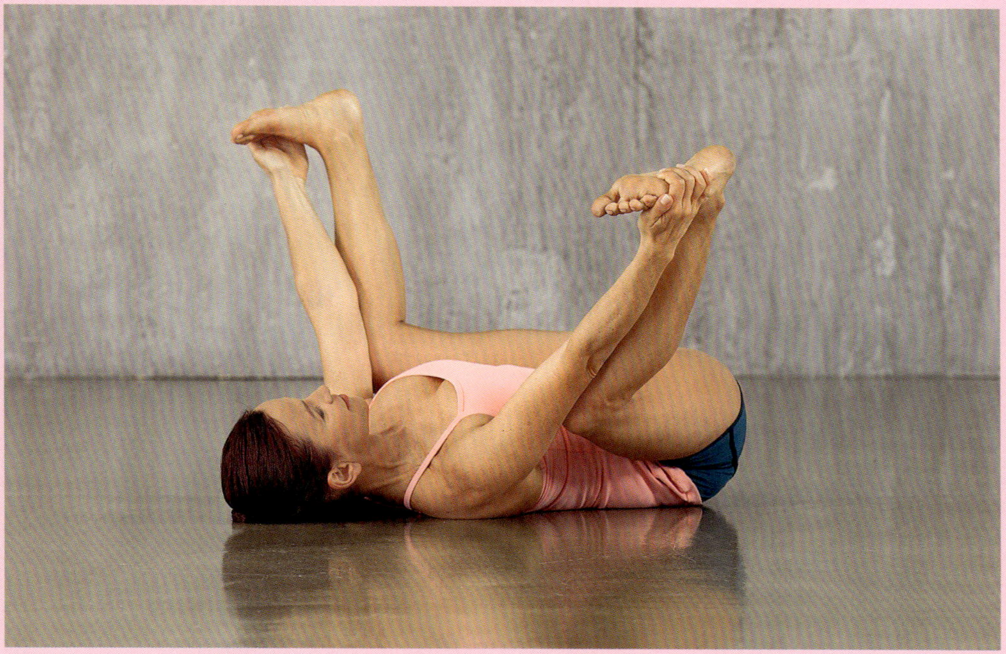

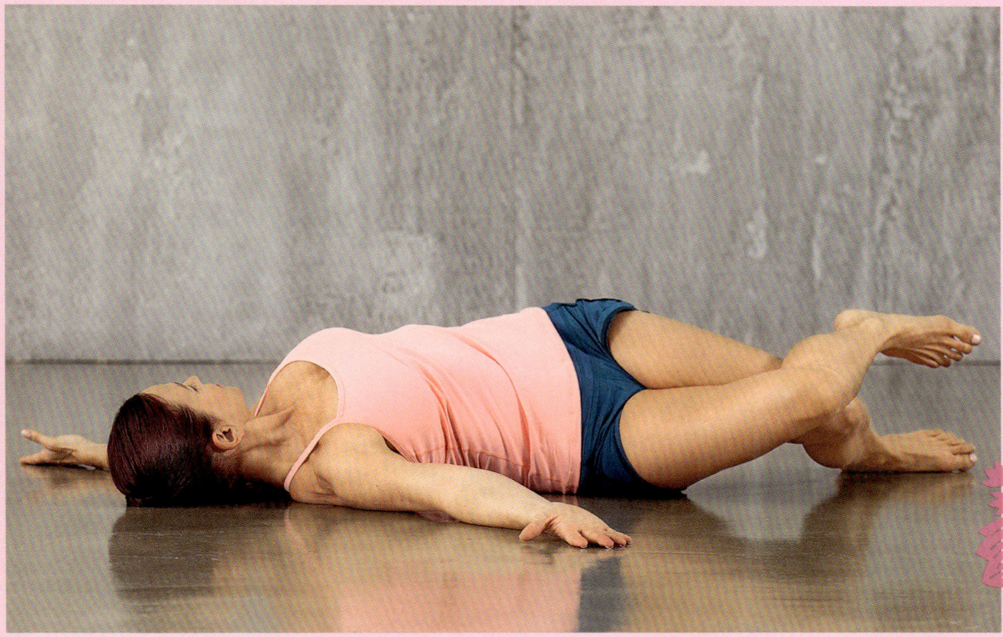

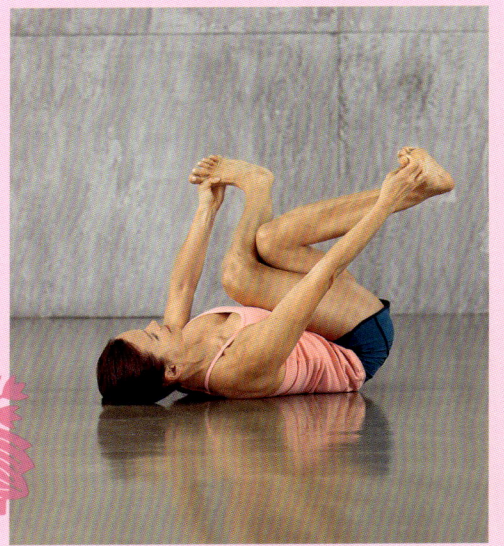

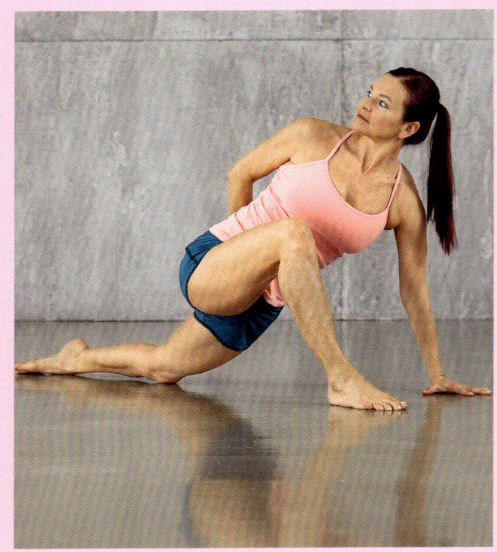

Butterfly

Die Beine überschlagen und die Füße mit den Händen festhalten, dabei eventuell den Kopf kurz mit anheben. Die Füße sind ungefähr auf einer Ebene und dabei etwas höher als die Knie. Der Kopf liegt entspannt auf dem Boden oder auf einem Kissen. Die Dehnung muss in der Poaußenseite gut spürbar sein. Nach ca. 30 Sekunden die Beine wechseln.

Hip and Shoulder

Einen großen Ausfallschritt mit dem linken Fuß nach hinten machen, der Fußrücken liegt am Boden auf. Das Knie dabei auf dem Boden ablegen. Der linke Arm stützt auf dem Boden, die rechte Hand liegt am unteren Rücken. Die Hüfte nach vorne schieben und gleichzeitig die rechte Schulter nach hinten ziehen. Der Oberkörper bleibt dabei lang und das Knie hinter der Fußspitze. Nach ca. 30 Sekunden die Seite wechseln.

Seated Twist

Mit hüftbreit geöffneten Beinen auf dem Boden sitzen, die linke Hand greift den rechten Fuß. Falls dies mit gestreckten Beinen nicht machbar ist, kann das Band oder ein Handtuch um die Fußsohle gelegt werden; die linke Hand hält dann die beiden Enden von Band bzw. Handtuch fest. Der rechte Arm zieht nach hinten und gleichzeitig verlängert sich die Wirbelsäule, die Beine bleiben gestreckt. Das Gewicht auf beide Sitzbeinhöcker gleichmäßig verteilen und den Rücken immer mehr in die Länge ziehen. Nach ca. 30 Sekunden zur anderen Seite wechseln.

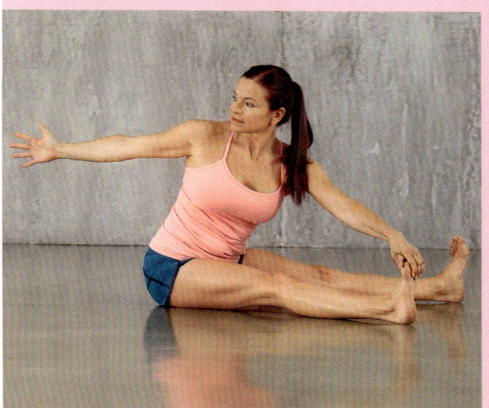

Complete Backside

Mit gestreckten Beinen sitzen und den Rücken nach oben lang ziehen, die Hände greifen die Füße. Ein Tuch oder Band über die Füße legen und mit beiden Händen festhalten, wenn es ansonsten zu schwerfällt. Dabei bleibt der Rücken lang und das Brustbein aufgerichtet. Beide Sitzbeinhöcker immer mehr nach hinten schieben und gleichzeitig die Fersen nach vorne, als ob sich die Fersen vom Boden lösen. Nach ca. 30 Sekunden den Rücken rund machen und ohne Spannung den Oberkörper und das Gesicht nach unten sinken lassen. Die Hände locker auf dem Boden ablegen oder um die Unterschenkel legen und 30 Sekunden in dieser Position bleiben.

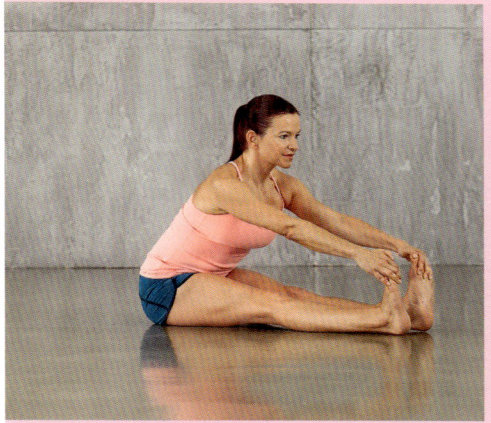

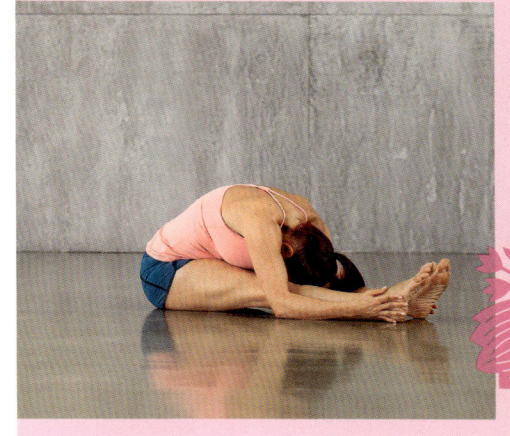

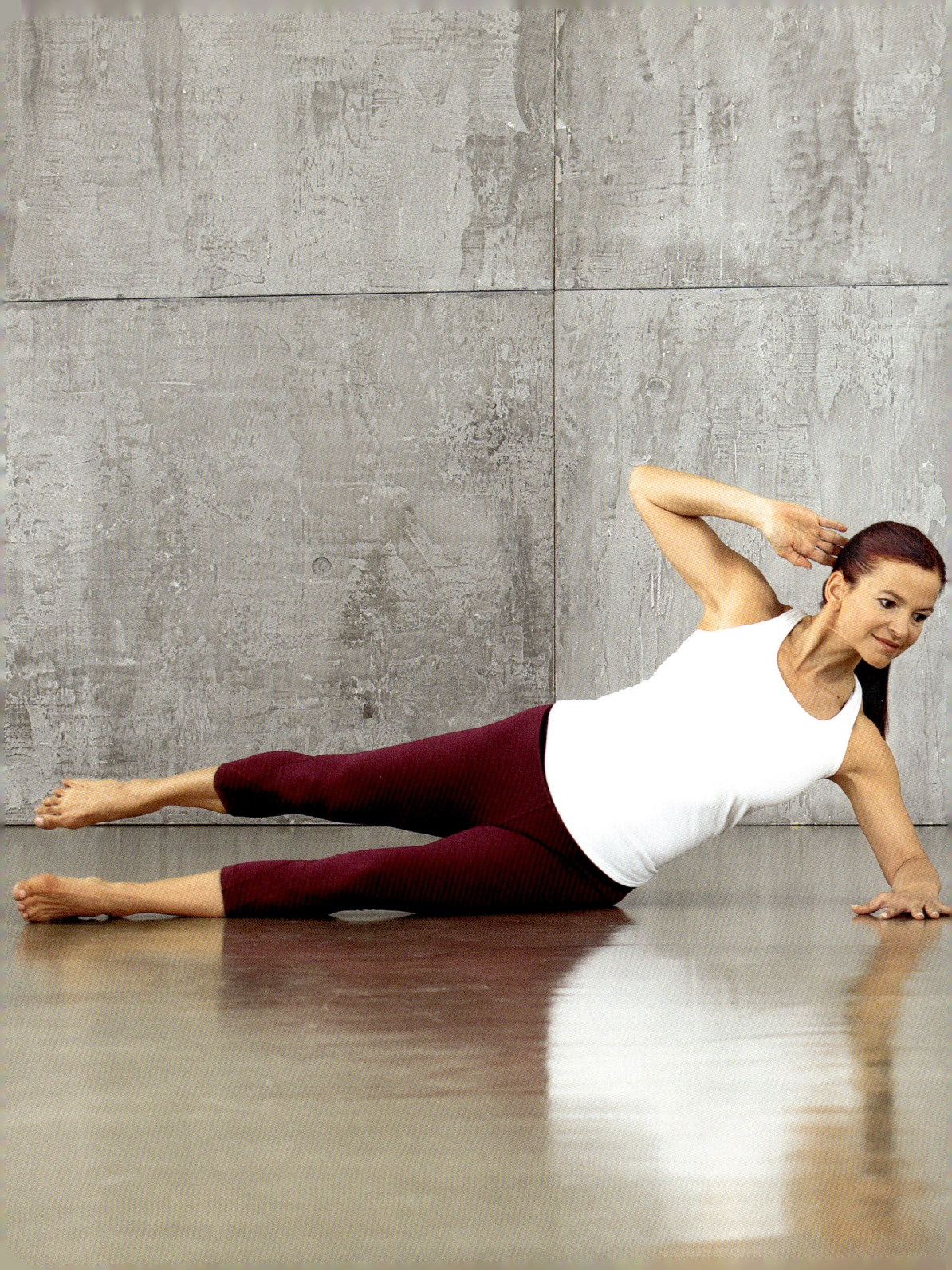

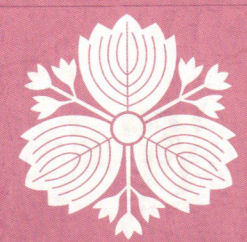

EXPRESS-PROGRAMM

An manchen Tagen ist einfach keine Zeit für ein ausführliches Training oder man merkt im Laufe des Tages, dass es zwickt und etwas Bewegung zwischendrin gut tun würde. Genau dafür ist das Express-Programm mit etwa 10 Minuten Dauer perfekt, es kann sogar komplett ohne Hilfsmittel durchgeführt werden!

Bevor Sie mit dem Express-Programm loslegen, sollte der Körper unbedingt aufgewärmt werden. Das Aufwärmen ist wichtig, auch wenn wenig Zeit ist. Wählen Sie dazu eines der Warm-up-Programme ab Seite 24 aus. Teilweise werden bereits mit den Aufwärmübungen Verspannungen gelöst und Schmerzen gelindert. Absolvieren Sie danach jede Übung mit der angegebenen Wiederholungszahl.

Express-Tipp: Falls der Ball nicht zur Hand ist, kann einfach ein mehrfach gefaltetes, großes Handtuch benutzt werden.

Squat mit Rotation

Seite 34 | 10 Wiederholungen zu jeder Seite ausführen.

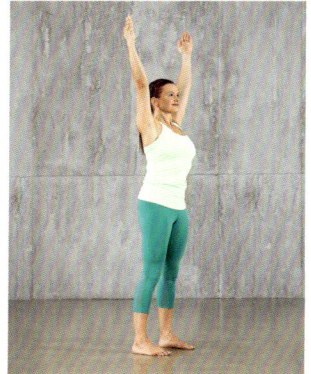 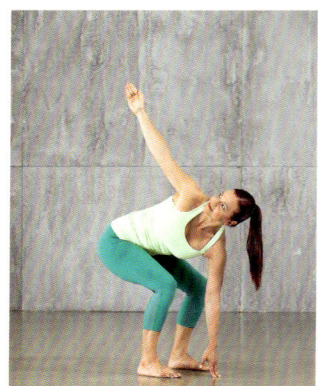

All Fours Balance

Seite 52 | Nach 20 Wiederholungen die Seite wechseln.

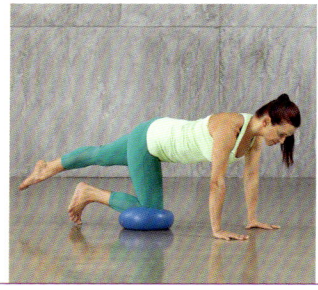 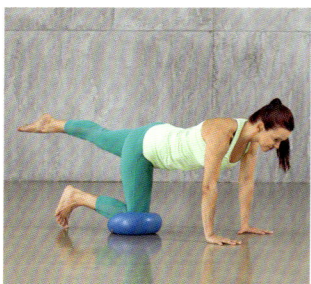

Can-Can

Seite 38 | 10 Wiederholungen zu jeder Seite ausführen.

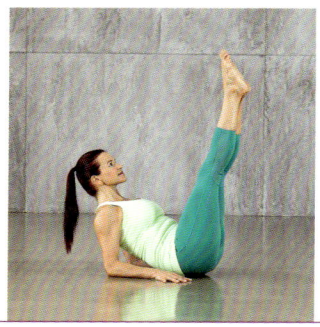 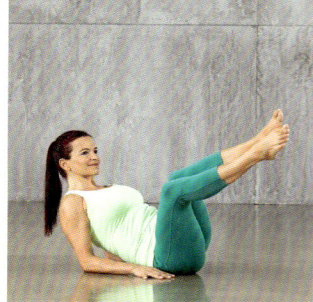

Side Half Circles

Seite 40–41 | Nach 20 Wiederholungen auf die linke Seite wechseln.

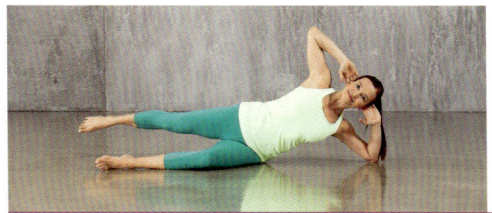 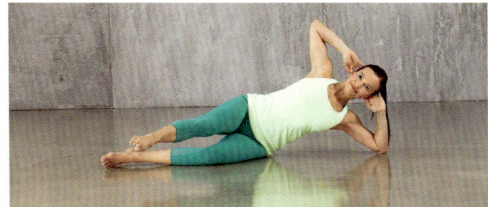

Crocodile

Seite 116 | Nach ca. 30 Sekunden die Seite wechseln.

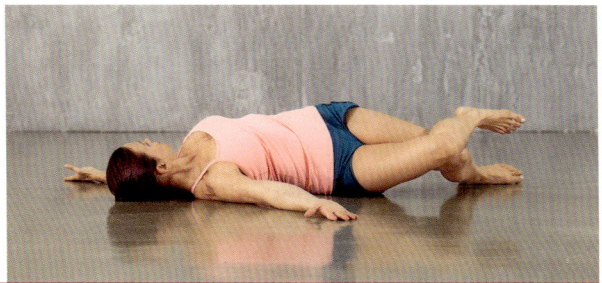

Hip and Shoulder

Seite 118 | Nach ca. 30 Sekunden die Seite wechseln.

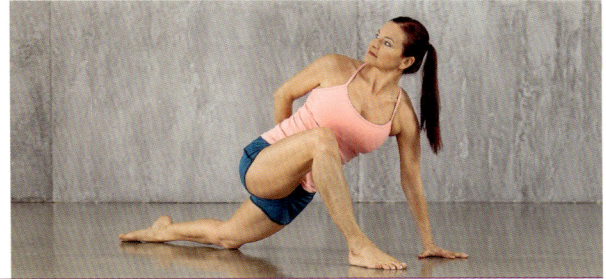

Seated Twist

Seite 119 | Nach ca. 30 Sekunden zur anderen Seite wechseln.

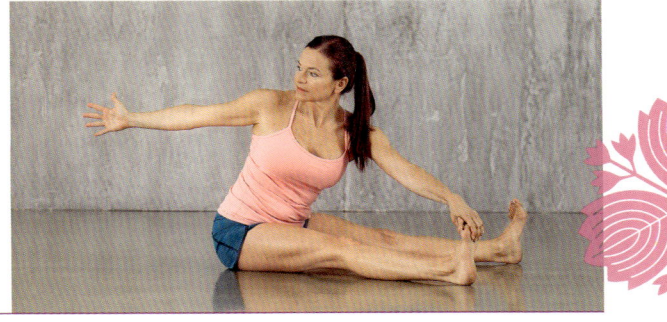

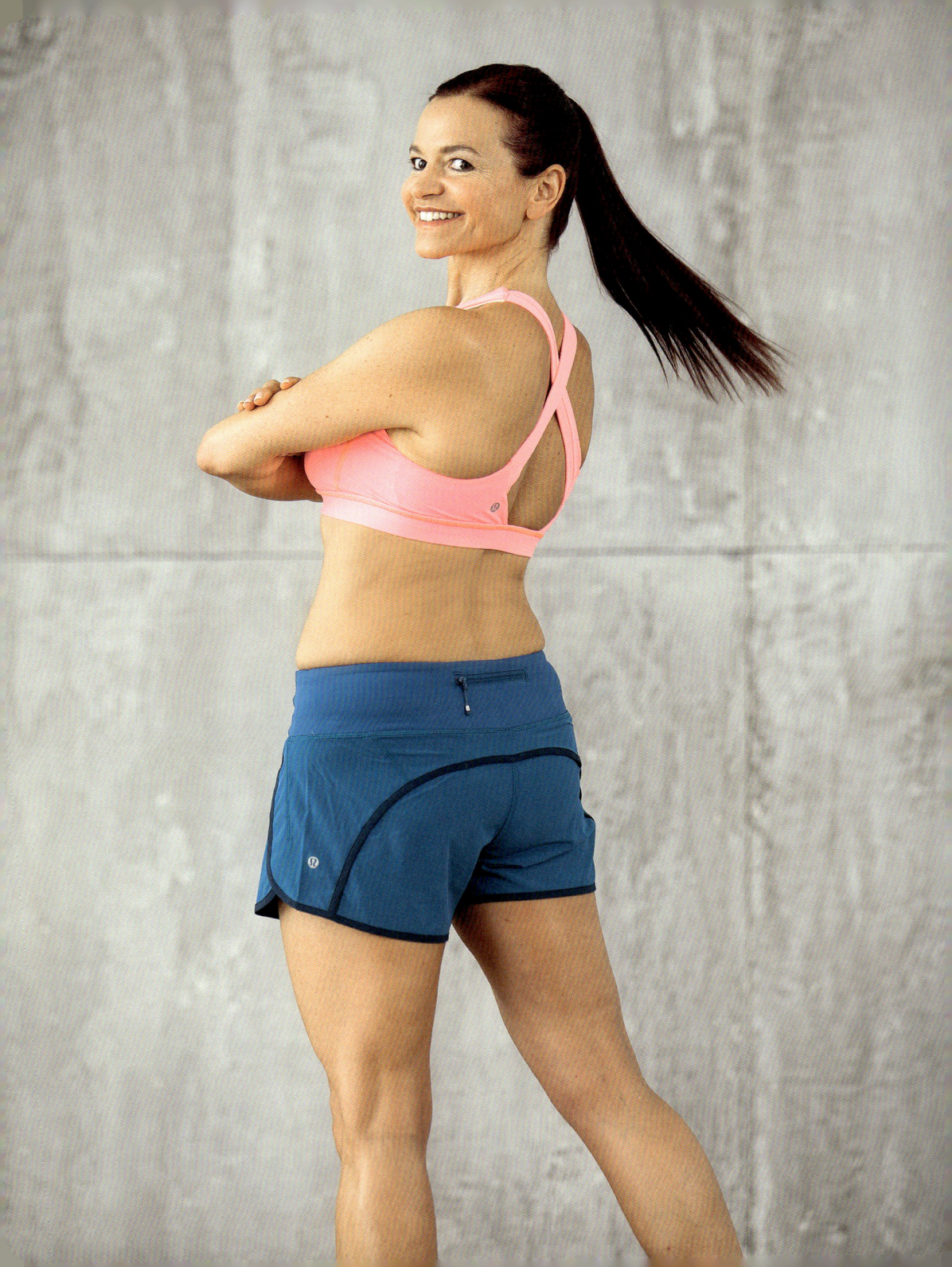

Stichwortverzeichnis

Literatur und Infos

Barbara Becker und Tanja Krodel: **Die 60 besten BBP Übungen der Welt (DVD).** WVG Medien, 2015.

Blandine Calais-Germain: **Anatomie der Bewegung.** Marix Verlag, 2015.

Bret Contreras: **Body Weight Training Anatomie.** Copress Sport, 2015.

Gabi Fastner: **Bodyforming für Frauen.** BLV, 2014.

Paul Massey: **Pilates-Anatomie. Das ganzheitliche Körpertraining – im Detail illustriert und erklärt.** Riva, 2010.

Alice Robert: **Anatomie und Physiologie.** DK, 2011.

Glen Thurgood/Mary Paternoster: **Personal Core Trainer.** DK, 2013.

Mark Verstegen: **Core Performance.** Riva, 2011.

Amiena Zylla: **Pilates.** BLV, 2015.

www.trainingsworld.com (Großes Portal rund ums Thema Sport)

Übungsverzeichnis

Wir danken der Firma
lululemon athletica für die
freundliche Unterstützung
der Fotoproduktion.

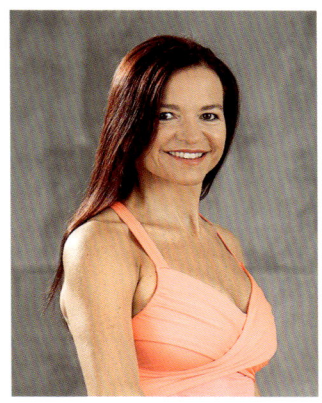

Über die Autorin

Tanja Krodel arbeitet seit über 25 Jahren im Sport- und Fitnessbereich. Ihre Leidenschaft für Bewegung und Anatomie hat sie dazu gebracht, vielseitige Aus- und Weiterbildungen mitzumachen und ihr Wissen dadurch zu vertiefen. Für die Pilates- und Fitness-DVDs von Barbara Becker, Christine Neubauer und Heiner Lauterbach entwickelte sie die Trainingsprogramme und schrieb Fachartikel für eine Vielzahl von Zeitschriften wie Vogue, Madame, Elle, Bunte, Shape etc. Dabei wurde sie von der Cosmopolitan als eine der 10 besten Personal Trainer der Welt ausgezeichnet. Im Januar 2014 hat sie ihr eigenes Studio in München eröffnet und unterrichtet dort mit ihrem Team die von ihr konzipierten Trainingskonzepte. Trainingsworkshops hält sie in ausgewählten Hotels und Unternehmen sowie in Clubs und auf Kreuzfahrtschiffen ab, aktuelle Informationen sind auf www.studio12-munich.com zu finden.

Impressum

Bibliografische Information der Deutschen Nationalbibliothek
Die Deutsche Nationalbibliothek verzeichnet diese Publikation in der Deutschen Nationalbibliografie; detaillierte bibliografische Daten sind im Internet über http://dnb.d-nb.de abrufbar.

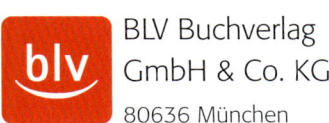

BLV Buchverlag GmbH & Co. KG

80636 München

© 2017 BLV Buchverlag GmbH & Co. KG, München

Bildnachweis: Alle Fotos von Ulli Seer.
Haare/Make-up: Diana Zwarthoed
Grafiken: Angelika Brauner, Hohenpeißenberg
Ornament: Studio.12
Umschlagkonzeption und -gestaltung: BLV-Verlag
Umschlagfotos: Ulli Seer

Lektorat: Stella Rahn
Herstellung: Ruth Bost
Layoutkonzept Innenteil und Satz:
 griesbeckdesign, Dorothee Griesbeck, München

Gedruckt auf chlorfrei gebleichtem Papier

Printed in Germany
ISBN 978-3-8354-1608-6

Hinweis
Das vorliegende Buch wurde sorgfältig erarbeitet. Dennoch erfolgen alle Angaben ohne Gewähr. Weder Autorin noch Verlag können für eventuelle Nachteile oder Schäden, die aus den im Buch vorgestellten Informationen resultieren, eine Haftung übernehmen.

 www.facebook.com/blvVerlag

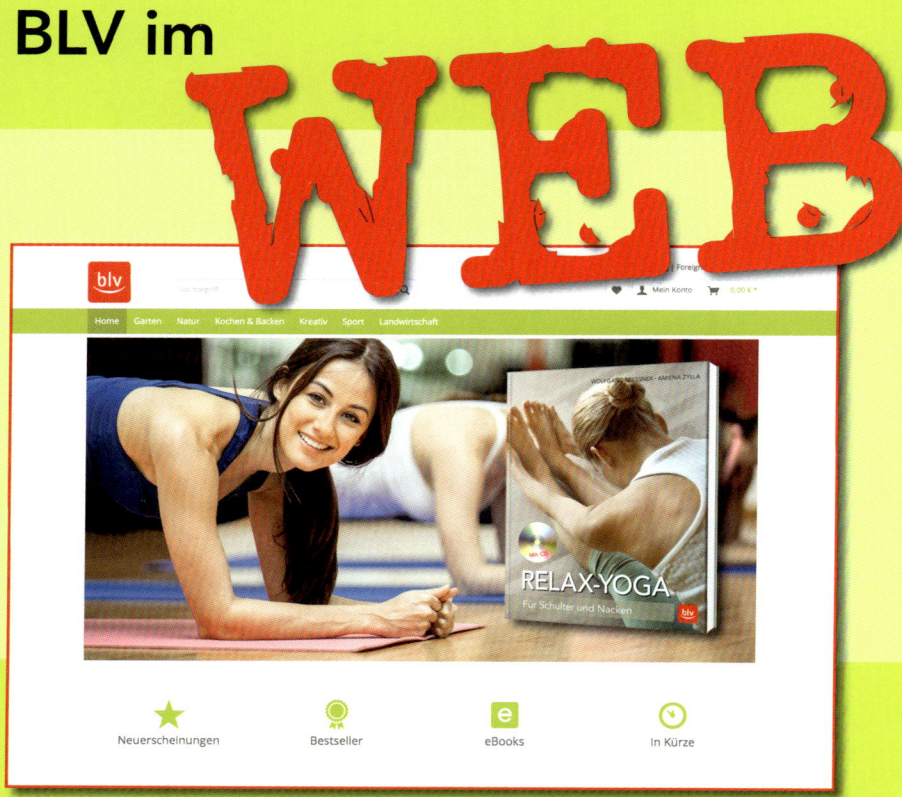